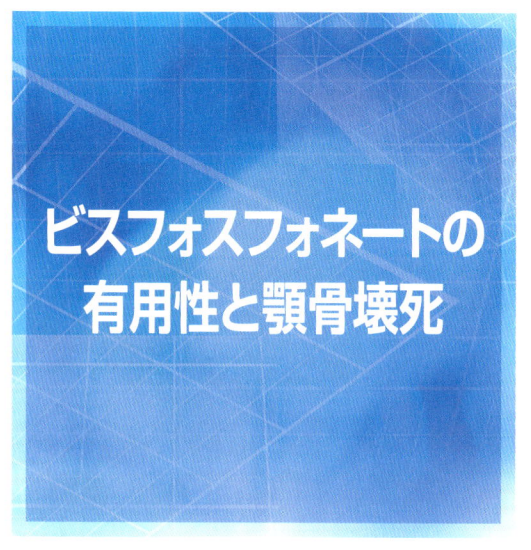

ビスフォスフォネートの
有用性と顎骨壊死

ビスフォスフォネート関連顎骨壊死検討委員会 編

大阪大学出版会

著者一覧

◆編　集

ビスフォスフォネート関連顎骨壊死検討委員会

◆執筆者

米田俊之　日本骨代謝学会
　　　　　大阪大学大学院歯学研究科口腔分子免疫制御学講座生化学教室
　　　　　教授

萩野　浩　日本骨代謝学会
　　　　　鳥取大学医学部保健学科基礎看護学講座　教授

杉本利嗣　日本骨代謝学会
　　　　　島根大学医学部内科学講座内科学第一　教授

太田博明　日本骨粗鬆症学会
　　　　　国際医療福祉大学　教授
　　　　　山王メディカルセンター・女性医療センター長

高橋俊二　日本骨代謝学会
　　　　　癌研有明病院化学療法科　部長

宗圓　聰　日本骨粗鬆症学会
　　　　　近畿大学医学部奈良病院整形外科・リウマチ科　教授

田口　明　日本歯科放射線学会
　　　　　松本歯科大学歯学部歯科放射線学講座　教授

豊澤　悟　日本骨粗鬆症学会
　　　　　大阪大学大学院歯学研究科顎口腔病因病態制御学講座口腔病理
　　　　　学教室　教授

永田俊彦　日本歯周病学会
　　　　　徳島大学大学院ヘルスバイオサイエンス研究部歯周歯内治療学
　　　　　分野　教授

浦出雅裕　日本口腔外科学会
　　　　　兵庫医科大学歯科口腔外科学講座　教授

（執筆順）

目　次

Ⅰ. ビスフォスフォネート関連顎骨壊死に対するポジションペーパー作成の目的 ——— 1

Ⅱ. ビスフォスフォネート製剤 ——— 3
1. 薬物的特徴 ……… 3
2. 薬理作用 ……… 4
3. 臨床的使用 ……… 5
4. 副作用 ……… 6
5. 国内で使用されているビスフォスフォネート ……… 6
   注射用製剤　6
   経口製剤　7

Ⅲ. 各科におけるビスフォスフォネートの有用性 ——— 9
1. 整形外科 ……… 9
   (1) 脆弱性骨折の発生率　9
   (2) 脆弱性骨折の将来推計　9
   (3) 脆弱性骨折の重篤性　10
   (4) 骨折予防のための薬物療法　10
2. 内科 ……… 11
   (1) 原発性骨粗鬆症（閉経後および男性骨粗鬆症）　11
   (2) 続発性骨粗鬆症　12
   (3) その他　13

3. 産婦人科 ……………………………………………… 13
  (1) 閉経後骨粗鬆症　14
  (2) 閉経後骨粗鬆症の治療薬　15
4. 腫瘍内科 ……………………………………………… 16
  (1) がんの骨転移および多発性骨髄腫による骨破壊　16
  (2) 骨転移のメカニズム　16
  (3) BP 製剤の効果　17
5. リウマチ科 …………………………………………… 19
  (1) ステロイド性骨粗鬆症　19
  (2) BP 製剤の効果　20

Ⅳ. ビスフォスフォネート関連顎骨壊死 ―――――― 21
1. 顎骨の解剖学的・臨床的特殊性 ………………… 21
2. BRONJ の定義、診断、症状、鑑別診断 ………… 23
  (1) 定義、診断　23
  (2) 症状　24
  (3) 鑑別診断　26
  ◆ドライソケット　26
3. BRONJ の報告発生頻度 …………………………… 26
  (1) 悪性腫瘍に対する注射用 BP 製剤　27
  (2) 骨粗鬆症に対する BP 製剤　28
  (3) 日本国内における推定発生頻度　29
4. BRONJ の画像所見 ………………………………… 30
5. BRONJ の病理組織所見 …………………………… 33
6. BRONJ と骨代謝マーカー ………………………… 36

7. BRONJ のリスクファクター ……………………………… 37
      (1) BP 製剤のファクター　37
      (2) 局所的ファクター　38
      ◆ BRONJ と歯科インプラント　38
      (3) 全身的ファクター　39
      (4) 先天的ファクター　39
      (5) その他のファクター　40
   8. BRONJ と歯周病 …………………………………………… 40

Ⅴ. BRONJ の発症メカニズム（仮説） ———————————— 43
   1. 破骨細胞の抑制 …………………………………………… 43
   2. 骨細胞の抑制 ……………………………………………… 44
   3. 口腔内細菌の関与 ………………………………………… 45
   4. 血管新生の抑制、血管閉塞、血流低下 ………………… 46
   5. 上皮細胞の増殖、遊走の阻害 …………………………… 47
   6. 骨の硬化 …………………………………………………… 47
   7. 免疫機能の低下 …………………………………………… 47
   8. 炎症による局所 pH の低下 ……………………………… 48

Ⅵ. BRONJ 動物モデル ———————————————————— 50

Ⅶ. BP 製剤投与患者と歯科治療 ———————————————— 51
   1. 悪性腫瘍に対する注射用 BP 製剤投与予定患者 ……… 51
   2. 悪性腫瘍に対する注射用 BP 製剤投与中患者 ………… 53
      (1) 注射用 BP 製剤の休薬　53
   3. BRONJ と骨形成不全症の小児患者 …………………… 55
   4. 骨粗鬆症に対する BP 製剤投与予定患者 ……………… 55

5. 骨粗鬆症に対する BP 製剤投与中患者 …………………… 56
    (1) 経口 BP 製剤の休薬　56
    (2) 抜歯後の経口 BP 製剤投与再開　58

Ⅷ. BRONJ の治療方針 ───────────── 59

  1. 治療のゴール ………………………………………………… 59
  2. BRONJ の治療 ………………………………………………… 59
    (1) 注意期　59
    (2) ステージ 1　60
    (3) ステージ 2　60
    (4) ステージ 3　60
    (5) 高圧酸素療法　61
    (6) その他の治療法　62
  3. BRONJ が発症した患者の BP 製剤投与について …… 63
    (1) 悪性腫瘍に対する注射用 BP 製剤投与患者　63
    (2) 骨粗鬆症に対する BP 製剤投与患者　64

Ⅸ. 医師、歯科医師および薬剤師の連携 ─────── 65

Ⅹ. 今後の展望 ───────────────── 68

引用文献 ─────────────────── 71

I. ビスフォスフォネート関連顎骨壊死に対するポジションペーパー作成の目的

　ビスフォスフォネート（BP）は全世界的に骨粗鬆症治療の第一選択薬である[1]。また、悪性腫瘍による高カルシウム血症、固形がんの骨転移や、激しい骨破壊を伴う多発性骨髄腫でもその有用性が証明されている。その他にも骨量が減少するさまざまな疾患に対して骨量を回復させることが示されている。近年、BP製剤を投与されているがん患者、あるいは骨粗鬆症患者が抜歯などの歯科治療を受けた後に顎骨壊死（Bisphosphonate - Related Osteonecrosis of the Jaw; BRONJ）の発生が見られ、BPとの関連性を示唆する報告が相次いでいる。わが国においてもBRONJ発生の報告が集積しつつあり、BRONJに対する早急な対応が迫られている。しかしながら、BRONJの発生頻度、病態に関する情報、知識などが広く正確に行きわたっておらず、また発症機序、予防法、対処法も未だ確立されていないために医師、歯科医師、薬剤師、コメディカル、コデンタルそして患者の間に多くの混乱を招いている。

　このようなわが国の現状に対応するために、日本骨粗鬆学会、日本骨代謝学会、日本口腔外科学会、日本歯周病学会、および日本歯科放射線学会の協力のもとに、骨研究を専門とする内科医、整形外科医、リウマチ医、産婦人科医、腫瘍内科医、口腔外科医、

歯周病医、歯科放射線科医、口腔病理医、そして腫瘍生物学者らが参加し、"ビスフォスフォネート関連顎骨壊死検討委員会"を組織した。この委員会においては、BRONJに関して多様な視点からの議論を重ね、また国内外の数多くの文献を収集、整理、消化し、BRONJに対して適切に対応するための指標となる統一的見解の作成をめざした。本見解は現時点でのBRONJに関する文献的エビデンスに基づく客観的情報を呈示するものであり、BP投与患者に対する歯科治療、BRONJ発生の予防、さらには治療を考え、実行する場合の一助となることを期待している。ただ、国内外を問わず今のところBRONJに関する前向き臨床研究はきわめて少なく、本見解には臨床的エビデンスは含まれていない。したがって本見解はあくまで参考的なものであり、個々のケースにおける対応は医師、歯科医師、そして患者の三者間で十分に協議、検討したうえで、判断、決定すべきであることを強調しておきたい。

II. ビスフォスフォネート製剤

1. 薬物的特徴

　ビスフォスフォネート（BP）は石灰化抑制作用を有する生体内物質であるピロリン酸の基本骨格、P-O-P構造を、化学的に安定なP-C-P構造に変換した化合物の総称で[2]、この構造によりBPは骨のハイドロキシアパタイト（HA）に親和性を示す（図1）。R_1およびR_2側鎖の化学構造はHAとの親和性およびBPの活性に大きく影響する。クロドロネート以外のBPはHAとの親和性を高めるためにR_1がOH基となっている。このため投与されたBPの50%は骨に移行、沈着する。骨に沈着したBPは化学構造的には10年以上も骨に残存するとされているが、活

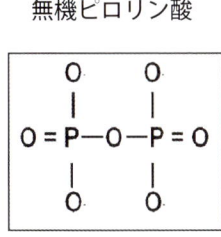

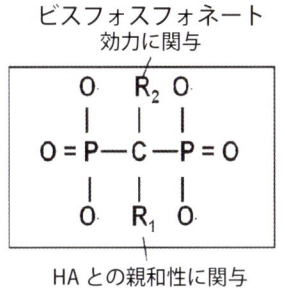

図1　ビスフォスフォネートの化学構造

性は2～3年で消失するようである。残りの50%は腎から排泄される。一方、R_2側鎖の化学構造はBPのHAへの親和性のみならず、効力に大きく影響する。特にR_2側鎖に窒素分子を含む場合はHAへの親和性のみならず、骨吸収抑制活性も飛躍的に増加する。後でも述べるがBRONJはR_2側鎖に窒素分子を含まないエチドロネートではほとんど発症していない。骨粗鬆症の治療にBP製剤を用いる場合、現在わが国では経口のBP製剤を投与するが、腸管からのBPの吸収率が0.5%前後であるため血管内投与に比べて骨への蓄積量は低い。

2. 薬理作用

BPは in vivo においては骨を吸収している破骨細胞にのみ取り込まれ、アポトーシスを誘導することにより骨吸収を阻害する[1,3]。破骨細胞に取り込まれたBPはメバロン酸経路のファルネシルピロリン酸（FPP）合成酵素を阻害し、低分子Gタンパク質の活性化を抑えることにより破骨細胞のアポトーシスを誘導する[1,3]。またBPはがん細胞に対しても同様のメカニズムでアポトーシスを誘導する[3]。さらに最近の報告ではBPは口腔粘膜上皮細胞の増殖を抑制し、抜歯窩の閉鎖を遅らせることにより顎骨壊死（ONJ）発生に関与すると推測されている[4,5]。抜歯窩などの創傷治癒には血管新生が不可欠であるが、BPは強い血管新生抑制作用を有することが示されている[6]。その他、免疫細胞の活性などにも影響を与えることが報告されている[1,3]。

3. 臨床的使用

わが国において、経口 BP 製剤は主に骨粗鬆症に使用されており、骨折率の低下、ならびに骨折の予防においてその有効性が示されている（表1）。注射用製剤は主にがんの骨転移、悪性腫瘍に伴う高カルシウム血症の治療に使用されている。さらに、BP は骨粗鬆症による骨痛、あるいはがんの骨転移に合併する骨痛や骨関連事象の抑制に効果があり、またがん治療によって誘発される骨量減少や骨折の抑制など、悪性腫瘍患者に多大の有益な効果を提供している。その他にも、骨パジェット病、臓器移植後に見られる骨量減少、無重力における骨量減少、小児の骨形成不全症、異所性石灰化などのさまざまな骨の異常に対する治療薬として広く使用されている。また骨巨細胞腫、線維性（骨）異形成症、Gaucher 病、びまん性硬化性骨髄炎、整形外科インプラントの緩み防止、歯科インプラントの Osseointegration にも効果があることが示されている[7]。

表1　BP の臨床的使用

・骨粗鬆症	・骨パジェット病	・関節リウマチ
・変形性関節症	・異所性石灰化	・骨形成不全症
・線維性（骨）異形成症	・骨巨細胞腫	・びまん性硬化性骨髄炎
・Gaucher 病	・臓器移植後骨量減少	・急性脊髄損傷
・高カルシウム血症	・骨転移	・骨痛
・がん治療による骨量減少、骨折		
・歯科インプラントの Osseointegration		
・整形外科インプラントの緩み		

4. 副作用

　BPの主な副作用としては経口製剤の消化器症状や注射製剤の発熱など軽度なものが報告されている[2]、その他に報告されている留意すべきBPの作用として、接触性口内炎[8]、心房細動[9]があるが、いずれも一過性である。さらに最近長期間BP治療を受けている骨粗鬆症患者において大腿骨幹部骨折が見られたとの報告がある[10]。2003年に口腔外科医Marxにより初めて報告されて以来[11]、BPとONJとの関連性が大きな問題となっている。2004年にはノバルティス社、2005年には米国Food and Drug Administration（FDA）がそれぞれBRONJ発生に対する注意勧告を出している。また、BP経口製剤服用患者において食道がんの発生が見られたとの結果が報告されたが[12]、コントロール研究ではないのでその真偽は不明である。

5. 国内で使用されているビスフォスフォネート

〈注射用製剤〉
　(1) アレディア（パミドロン酸二ナトリウム）
　　　ノバルティスファーマ
　　　〈適応症〉悪性腫瘍による高カルシウム血症、乳がんの溶骨性骨転移（化学療法、内分泌療法、あるいは放射線療法と併用）
　(2) テイロック（アレンドロン酸ナトリウム水和物）
　　　帝人ファーマ
　　　〈適応症〉悪性腫瘍による高カルシウム血症
　(3) ビスフォナール（インカドロン酸二ナトリウム）

アステラス製薬
〈適応症〉悪性腫瘍による高カルシウム血症
(4) ゾメタ（ゾレドロン酸水和物）
ノバルティスファーマ
〈適応症〉多発性骨髄腫による骨病変および固形がん骨転移による骨関連事象、悪性腫瘍による高カルシウム血症

〈経口製剤〉

(1) ダイドロネル（エチドロン酸二ナトリウム）
大日本住友製薬
〈適応症〉骨粗鬆症、骨パジェット病
脊髄損傷後または股関節形成術後における初期および進行期の異所性骨化の抑制
(2) フォサマック（アレンドロン酸ナトリウム水和物）
MSD
〈適応症〉骨粗鬆症
(3) ボナロン（アレンドロン酸ナトリウム水和物）
帝人ファーマ
〈適応症〉骨粗鬆症
(4) アクトネル（リセドロン酸ナトリウム水和物）
味の素
エーザイ
〈適応症〉骨粗鬆症、骨パジェット病
(5) ベネット（リセドロン酸ナトリウム水和物）
味の素
武田薬品工業（提携：ワイス）
〈適応症〉骨粗鬆症、骨パジェット病

(6) ボノテオ（ミノドロン酸水和物）
アステラス
〈適応症〉骨粗鬆症
(7) リカルボン（ミノドロン酸水和物）
小野薬品工業
〈適応症〉骨粗鬆症

Ⅲ. 各科における ビスフォスフォネートの有用性

1. 整形外科

(1) 脆弱性骨折の発生率

　脆弱性骨折の発生率は加齢に伴って上昇する。高齢者に好発する骨折のうち最も患者数が多いのが椎体骨折であり、大腿骨近位部骨折がそれに次ぐ。椎体骨折の発生率（発生数/10万人・年）は70歳代では約4,000人、80歳代では約8,400人に達する（女性）[13]。大腿骨近位部骨折は70歳代では約500人、80歳代前半では約1,200人、80歳代後半では約2,000人、90歳以上では約3,000人に達する（女性）[14,15]。この発生率と日本人生命表に基づいてライフタイムリスク（死ぬまでに骨折が発生する確率）を計算すると、50歳の女性で椎体骨折が37%、大腿骨近位部骨折が20%と高い[15]。

(2) 脆弱性骨折の将来推計

　急速に高齢化が進んでいるわが国では、今後、高齢者の骨折が急増すると予想される。発表されている将来推計人口（国立社会保障・人口問題研究所）にしたがい、わが国で報告されている性・年齢階級別発生率に基づいて計算すると、2007年1年間に約130

万人の脊椎骨折が発生したと推計され、2030年には年間180万人の発生が見込まれる。大腿骨近位部骨折は2007年1年間に約16万人発生し、2030年には26〜30万人発生すると推計される。年齢別発生率は経年的に上昇しているため、患者数増加に拍車がかかると危惧される。したがって的確な骨折リスク評価と、確実で効率の良い骨折予防を行うことが社会的急務である。

(3) 脆弱性骨折の重篤性

骨折・転倒は要介護に至る原因疾患の第3位を占め、大腿骨近位部骨折では骨折後に45％が自立困難となる。このようなQOL障害のみでなく、椎体骨折、大腿骨近位部骨折ともに生命予後をも悪化させ[16]、特に大腿骨近位部骨折の死亡率は1年で10％強、2年で約25％とされる[17,18]。

(4) 骨折予防のための薬物療法

わが国の骨粗鬆症治療薬の中で椎体骨折抑制効果について高いレベルのエビデンスを有する薬剤は、アレンドロネート、リセドロネート、ミノドロネート、エストロゲン、ラロキシフェンである。大規模二重盲検臨床比較試験の試験結果によれば、薬剤投与群のプラセボ群に対する骨折発生相対リスクの低下は、アレンドロネートが44〜47％[19]、リセドロネートが41〜49％[19]、ミノドロネートが47％[20]、ラロキシフェンが30〜55％である[19]。さらに非椎体骨折の抑制効果に関して高いレベルでのエビデンスを有するのはアレンドロネート、リセドロネート、エストロゲンである。非椎体骨折のうち大腿骨近位部骨折に関して、二重盲検下の大規模臨床試験でプラセボ群に比較して有意な抑制効果が証明されているのはアレンドロネート、リセドロネート、エストロゲ

ンである[20,21]。このうちエストロゲンは大腿骨近位部骨折を減少させるが、他の全身的有害事象が多いため、骨折予防の目的では使用されない。したがって現時点では窒素含有 BP 製剤が大腿骨近位部骨折予防のために最も有効な薬剤であり、その使用が推奨されている。ごく最近、大腿骨近位部骨折後に BP 製剤であるゾレドロン酸を投与することにより生命予後が有意に改善されることも報告されている[22]。

　BP 中止に伴う骨粗鬆症治療例の骨折リスク上昇について、アレンドロネートによる治療を 5 年間継続した後に、中止した臨床研究の結果が報告されている[23]。それによれば、アレンドロネート中止後に腰椎骨密度低下は見られなかったが、大腿骨近位部骨密度は徐々に低下し、トータルヒップ骨密度は中止後 5 年で治療開始時の値まで低下した。さらに非椎体骨折発生率の上昇は見られなかったが、臨床椎体骨折発生率は有意に上昇した。また米国の健康保険管理データベース登録患者 9,063 例を対象とした調査では、2 年間の BP 治療後に服薬を中止した群では、大腿骨近位部骨折の補正ハザード比が休薬期間 90 日当たり 1.2（1.1〜1.3）、中止期間が 9 カ月以上の場合は 3.1（1.5〜6.1）に上昇することが明らかとなっている[24]。

2. 内科

(1) 原発性骨粗鬆症（閉経後および男性骨粗鬆症）

　閉経後骨粗鬆症患者における大規模 randomized controlled trial（RCT）とこれらの臨床試験のメタ解析よりアレンドロネートやリセドロネートなどの窒素含有 BP 製剤の椎体、非椎体そし

て大腿骨近位部骨折防止効果が立証され、現在 BP 製剤は閉経後骨粗鬆症に対する治療薬の第一選択薬と位置付けられている[25-28]。また骨粗鬆症治療の最終目的は疼痛軽減効果をはじめとする QOL の改善さらには死亡率の低下であるが、これらに対する有効性も立証されつつある[29]。さらに、近年、男性骨粗鬆症も注目されているが、これに対する BP 製剤の有効性を示す成績も蓄積されてきている[30]。

(2) 続発性骨粗鬆症

続発性骨粗鬆症をきたす疾患の診療は内科医が担当することが多い。このうち甲状腺、副甲状腺機能亢進症、糖尿病などの内分泌代謝疾患、関節リウマチ、そして不動をきたし大腿骨近位部骨折のハイリスク患者である神経疾患(脳血管障害、パーキンソン病、アルツハイマー病等)を有する患者に対しても、BP 製剤は第一選択薬と位置付けられている[31-35]。最近、1週間に1回服用の BP 製剤が登場したことにより、服薬コンプライアンスが向上し、不動をきたした高齢骨粗鬆症患者などにも効果が期待されている。また糖尿病においては BP 製剤による疼痛の軽減や生活の質(QOL)、日常生活活動性(ADL)の改善により、血糖コントロールが改善する成績も報告されている[36]。さらに、近年、骨粗鬆症と動脈硬化に密接な関連性があることが注目され、骨血管連関と称されている。BP 製剤が血管石灰化や動脈硬化に対し抑制的に働く可能性も報告されている[37-39]。

一方、骨粗鬆症をきたす代表的薬剤として、ステロイドとともにホルモン抑制療法(hormone deprivation therapy)に有用なアロマターゼ阻害剤やゴナドトロピン作動薬、アンドロゲン拮抗薬などが挙げられる。BP 製剤がこれらの薬剤に起因する骨粗鬆

症に対して有効性を示すことが立証されてきており[40,41]、ホルモン依存性がんなどの治療ガイドラインにもホルモン抑制療法施行時には早期からのBP製剤投与が選択肢として挙げられている。

(3) その他

　骨粗鬆症以外のカルシウム・骨代謝異常症に関しても、成人における高カルシウム血症をきたす最も頻度の高い疾患は悪性腫瘍であるが、がんに伴う高カルシウム血症や高カルシウム血症クリーゼの治療にはBP製剤が必須である。また頻度は低いが、骨形成不全症、骨パジェット病などに最も有効性を示す薬剤はBP製剤である[42-45]。このように骨のみならず全身の健康管理を要求される内科医にとって、BP製剤は必須の薬剤である。

3. 産婦人科

　世界における骨粗鬆症の薬物療法は、強力な骨吸収抑制作用により骨代謝回転を抑制し、骨折防止効果を発揮するBP製剤の登場を契機に、エビデンスの集積が大きく進展した。そして、骨粗鬆症は骨折することによって予後が急激に悪化し、薬剤介入による骨折防止効果がADL、QOLばかりでなく、その後の生命予後に及ぼす影響も少なくないことが世界共通に認識されるようになった。

　以上のように骨粗鬆症による骨折防止には現在、もっぱらBP製剤がSERM（selective estrogen receptor modulator）である塩酸ラロキシフェン（Raloxifene; RLX）とともに第一選択になっている。しかし、骨粗鬆症発症の主因となるものは、男女共

通してエストロゲン欠乏にあることも事実である。エストロゲン欠乏に伴う骨粗鬆症に対してエストロゲンを補うエストロゲン治療は、WHI 報告[46]により、その使い方によっては各種リスクが発症するが、今なお合目的な薬物介入として捨てがたい薬物療法である。そのため、最近でもエストロゲンと骨代謝関連の基礎的エビデンスが報告されている[47]。第一選択薬ではなくなったため、エストロゲン関連の臨床研究は下火となっていることは否めないが、エストロゲンと黄体ホルモンであるレボノルゲストレルの合剤が発売され、新たな展開が期待されている。

(1) 閉経後骨粗鬆症

閉経による女性ホルモン、エストロゲンの欠乏が破骨細胞機能を活性化させて骨吸収が亢進した結果、閉経後骨粗鬆症を引き起こすことは周知のこととなっている[47-49]。また、50歳以上の骨粗鬆症の患者[50]は男性が4%であるのに比し、女性が24%であり、女性の方が6倍も多く、本症は生殖器以外の疾患の中では最も性

表2 医師別アンケート調査の発送と回収状況

医師母数と構成比

		一般内科	一般外科	整形外科	産婦人科
病　院	医師数（人）	27,699	15,851	11,092	5,665
	構成比（%）	46	26	18	9
診療所	医師数（人）	32,187	5,762	4,928	3,345
	構成比（%）	70	12	11	7

アンケート回収率（%）5,888/50,000（約12%）

	一般内科	一般外科	整形外科	産婦人科
病　院	9	9	19	15
診療所	8	17	30	24

差のある疾患である。以上から、本症に対する産婦人科の関与は少なくなく、閉経後骨粗鬆症に対する薬物介入の第一選択薬がエストロゲンであった時代もあったほどである。しかし、そのエストロゲンも現在では第二選択薬の代替療法として使われているのが、世界的な流れである[51]。したがって産婦人科においてもエストロゲンを使用する更年期障害の治療と併行した症例は比較的少数といえる。

(2) 閉経後骨粗鬆症の治療薬

わが国における骨粗鬆症治療薬の実態に関しては、長寿科学研究総合事業（折茂 肇 班長）の実態調査2007年[52]がその現状を最も反映している。年齢を65歳未満と65歳以上、さらに既存骨折の有り無し、で第一選択薬の薬剤を調査したところ、

① <u>65歳未満、既存骨折無し</u>：活性型ビタミンD_3（32%）、BP製剤（28%）、ラロキシフェン（19%）

② <u>65歳未満、既存骨折有り</u>：BP製剤（49%）、活性型ビタミンD_3（21%）、ラロキシフェン（11%）

③ <u>65歳以上、既存骨折無し</u>：BP製剤（43%）、活性型ビタミンD_3（29%）、ラロキシフェン（12%）

④ <u>65歳以上、既存骨折有り</u>：BP製剤（55%）、活性型ビタミンD_3（22%）、カルシトニン製剤（16%）

⑤ 総合：第1位；BP製剤、第2位；活性型ビタミンD_3、第3位；ラロキシフェン

となっている。この統計は一般内科、一般外科、整形外科、産婦人科の各医師を対象としているが（表2）、骨粗鬆症治療の第一選択薬としてのBP製剤の優位性に関して各科の差異はないと考えられる。また、更年期障害の治療にも携わる産婦人科医であっ

ても、骨粗鬆症に精通していれば精通しているほど、閉経後骨粗鬆症治療薬の第一選択はエストロゲンではなく、BP製剤である。以上のごとくBP製剤は、産婦人科においても骨粗鬆症治療に今や不可欠な薬剤となっている。

4. 腫瘍内科

(1) がんの骨転移および多発性骨髄腫による骨破壊

　骨はがんの転移臓器の中で最も高頻度なものの一つで、乳がん、前立腺がん、肺がんなどでは進行がん患者の50％以上に骨転移が見られる。また、前立腺がんでは大部分、乳がんでは1/4の初再発部は骨であるとされている[53]。多発性骨髄腫は骨髄の中で悪性化した形質細胞が増加する疾患で、進行するとほとんどの患者で骨破壊を起こす。このような悪性骨病変は患者の生命を直接脅かすものではないが、骨の破壊によって高頻度に疼痛、病的骨折、高カルシウム血症、神経麻痺などの骨合併症をきたし、患者のQOLを極端に悪化させる（表3）。したがって、そのコントロールは進行がん患者の治療に重要な位置を占めている。

(2) 骨転移のメカニズム

　種々の実験データや臨床所見から、骨転移の進展にはがん細胞

表3　乳がん骨転移の合併症（癌研有明病院3年間のデータ）

骨痛	77.5%	高カルシウム血症	40.9%
骨折	39.2	骨へのX線照射	60.6
神経まひ	9.8	骨の手術	1.2

と骨微細環境との相互作用の重要性が指摘されている[54]。骨に到達したがん細胞は、まず増殖の場を作るためには骨を破壊しなければならないが、骨吸収の主役は破骨細胞であり、溶骨性骨転移だけでなく、前立腺がんによく見られる造骨性骨転移においても、破骨細胞は重要な役割を果たしていると考えられている。一方、骨基質は非常に豊富な増殖因子を含んでおり、骨吸収によってそれらの増殖因子ががん細胞に供給されることが骨転移巣の進行に重要であると考えられる。したがって、破骨細胞を強く抑制するBP製剤が骨転移/多発性骨髄腫の骨病変も抑えることが期待される。実際にマウスの骨転移モデルにおいてBP製剤が予防的投与でも治療的投与でも骨転移を抑制することが知られている。

(3) BP製剤の効果

がん患者におけるBP製剤の効果に関する臨床データは、以下のように要約できる。

① 疼痛の軽減および放射線学的改善

BPは骨転移による疼痛に対する緩和的治療として有効であり[55]、単独治療でも10〜20%に改善を見る[56]。

② 骨合併症の減少

パミドロネート90mg静注によって乳がん骨転移[55]、多発性骨髄腫[57]の骨合併症の頻度が30〜40%減少した。また、現在使用されているBP製剤の中で最も破骨細胞抑制能の高いゾレドロン酸4mg静注投与は、偽薬と比較して39%、パミドロネート90mgに比較して20%、乳がん骨転移合併症をそれぞれ減少させることが報告されている[58,59]。(図2)さらに、多発性骨髄腫[60]や典型的な造骨性骨転移である前立腺がん骨転移[61]、その他の固形がん骨転移[62]においても骨合併症を減少させる。ゾレドロン酸

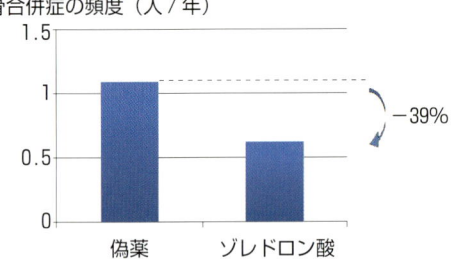

ゾレドロン酸により骨合併症は39%減少。
図2 乳がん骨転移の骨合併症に対するゾレドロン酸の効果

4mg静注投与（3〜4週毎）は現在すべての固形がん骨転移および多発性骨髄腫に対して保険適応が承認されている。またパミドロネートが2時間以上の点滴が必要とされるのに対し、ゾレドロン酸は15分間の点滴が可能なため、現在ほとんどのケースでゾレドロン酸が使用されている。

③ 骨転移の予防

経口BP製剤クロドロネートの骨転移予防効果については相反する結果が報告されており[63-65]、確定していない。ただし最近ゾレドロン酸4mg静注投与（6か月毎投与）により早期乳がん術後患者の再発が減少したと報告されている[66]。また、BP製剤の乳がん術後補助療法大規模比較試験の結果が2、3年以内に発表される予定であり、その結果によっては、今後BP製剤が術後再発予防に広範に使用される可能性がある。

④ BP製剤使用についてのガイドライン

上記のエビデンスに基づき、乳がん骨転移[67]と多発性骨髄腫骨病変[68]に対するBP製剤使用についてのガイドラインが米国臨床腫瘍学会（ASCO）から出されている。なお、日本で現在使用されている経口のBP製剤（アレンドロネートなど）が骨転移/多発

性骨髄腫に有効であるというデータはないが、最近、経口 BP 製剤使用患者で乳癌発生が減少するとの報告もある[69,70]。

どのような悪性腫瘍骨病変患者に BP 製剤使用の有益性が大きいのかは確立していない。乳がん骨転移患者の後ろ向き研究（859 例）では、骨転移のみの患者が最も骨合併症の頻度が高かった[71]。骨吸収マーカー（NT_x：Ⅰ型コラーゲン架橋 N -テロペプチド、CT_x：Ⅰ型コラーゲン架橋 C -テロペプチド、ICTP：Ⅰ型コラーゲン C -テロペプチド）は骨合併症の頻度と相関し、さらに BP 製剤の効果（骨合併症および疼痛）および予後と相関する。例えば NTx 高値（≥ 100）の患者は低値の患者（< 50）に比較して骨合併症のリスクが 2.35 倍、死亡リスクが 4.8 倍となる[56,72]。しかし前向き研究のデータがないため、ASCO ガイドラインでは骨代謝マーカーに基づく BP 製剤使用の変更は推奨していない[67]。現在英国を中心に乳がん骨転移患者にゾレドロン酸を当初 3 〜 4 週毎投与し、その後継続して投与するか、NTx の値によって投与間隔を開けるかにランダム割り付けを行い、骨合併症頻度を比較する第 3 相試験（BISMARK）が行われている。

5. リウマチ科

⑴ ステロイド性骨粗鬆症

医薬品によって起こる骨粗鬆症の原因として最も頻度が高いのはリウマチ性疾患の治療に頻用される副腎皮質ステロイドである。ステロイド性骨粗鬆症の特徴は、年齢、性、人種にかかわらず発症し、骨密度低下よりも骨強度低下に伴う骨折リスク増加が大きいことである。また、ステロイドによる副作用の中で最も頻度が

高いのが骨粗鬆症および関連骨折である。そして原疾患のコントロールができたにもかかわらず、骨折に伴う日常生活活動性（ADL）障害をきたしたり、寝たきりとなったりする患者も少なくない。経口ステロイド服用開始後、数か月で約10%の骨量減少を生じる[73]。骨量減少だけでは自覚症状はないが、骨折（多くは椎体骨折）を生じた場合は重度の腰背部痛を自覚する。椎体骨折リスクは服用開始後3〜6か月で最大となり、以後プラトーとなる[73]。プレドニゾロン換算で2.5mg/日未満の服用でも椎体骨折リスクは1.55倍となり、7.5mg/日以上では5倍以上、大腿骨近位部骨折も2倍以上になる[74]。一方、骨折に対する1日ステロイド使用量の安全域はない[75]。米国では2,000万人の骨粗鬆症患者のうち20%がステロイド性で[76]、ステロイド長期使用患者の約半数に骨折を生じると推定されている[77]。さらに、海外の臨床試験のプラセボ群では1年間に最大17%の椎体骨折を発生することが示されている[78]。わが国では約100万人の患者が経口ステロイド薬を3か月以上投与されている。

(2) BP製剤の効果

治療対象はわが国のガイドラインで「3か月以上経口ステロイドを使用中あるいは使用予定の患者で、既存脆弱性骨折を有する例、骨密度が若年成人平均値（Young Adult Mean; YAM）80%未満の例、プレドニン換算1日5mg以上投与例」とされ、治療薬の第一選択はBP製剤、第二選択は活性型ビタミンD_3とビタミンK_2とされる[79]。さらにBP製剤の投与により新規椎体骨折は1年間で38〜70%[80-82]、2年間で90%[83]も抑制され、治療効率の指標であるNNT（Number Needed to Treat）は10未満[82,83]とされる。

Ⅳ. ビスフォスフォネート関連顎骨壊死

BP関連顎骨壊死（Bisphosphonate-related Osteonecrosis of the Jaw; BRONJ）は顎骨にのみ発症する。なぜ顎骨にしか発症しないのか、その理由は不明であるが、他の骨には見られない顎骨が有するいくつかの解剖学的特徴が関連すると考えられる。

1. 顎骨の解剖学的・臨床的特殊性

顎骨は他の部位の骨（長管骨や頭蓋骨など）とは異なるいくつかの特殊性を有し、非常に感染しやすい環境にある[84]。

(1) 顎骨では上皮を破って歯牙が植立しているため、口腔内の感染源が顎骨に直接波及する（図3）。

(2) 顎骨のように薄い粘膜と骨膜に被覆された骨は他にはなく、食物をかみ砕く（咀嚼）などの日常活動により口腔粘膜は傷害を受けやすい。粘膜傷害による感染はその直下の顎骨に波及する危険性が高い[85]。

(3) 感染源として、口腔内には、800種類以上、$10^{11} \sim 10^{12}$個/cm^{3}の常在菌が存在し、口腔はそれらの細菌の繁殖にきわめて好適な環境である（図4）[85]。

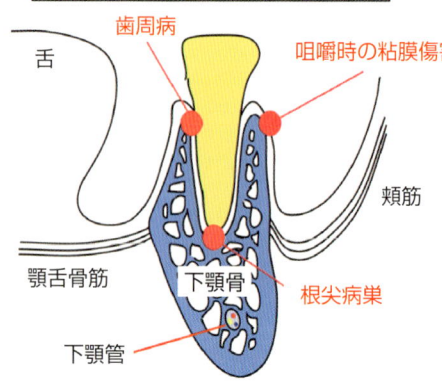

図3 顎骨の特殊性

歯は口腔粘膜を突き破って顎骨に植立している。そのため歯と口腔粘膜との間隙に細菌が侵入し歯周病が発症する。う蝕や歯髄炎から侵入した細菌が歯の根尖部に達すると根尖病巣が形成される。顎骨を覆う口腔粘膜は薄く、咀嚼などにより障害され感染を受け易い。下顎管内には下歯槽神経が走行しており、顎骨に病変があるとその影響を受けて麻痺や知覚異常を呈する。（文献84より引用改変）

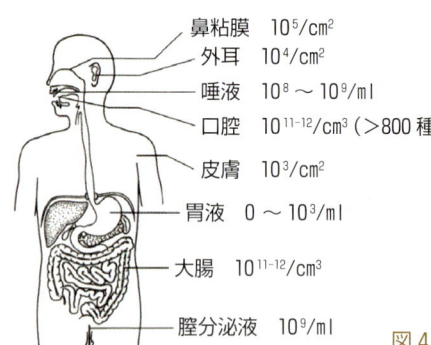

図4 生体内の細菌分布

(4) 顎骨は他の骨に比べて血液供給が豊富で、咀嚼や歯の存在により骨代謝回転が速い。特に下顎歯槽骨の代謝回転は、脛骨のような長管骨より10倍速いといわれている[86]。しかし一方において、イヌを用いた最近の研究では骨形成率は大腿骨が最も高く、続いて下顎骨、上顎骨の順であるとの結果も

示されている[87]。
(5) 下顎骨は上顎骨に比べて皮質骨が厚く緻密であるためBPの蓄積量が多く、また骨髄が豊富なため骨リモデリングが活発であり、BPによる骨吸収抑制の影響を受けやすい。このためBRONJ は上顎骨よりも下顎骨に発症しやすいと推察される。
(6) 歯性感染症（う蝕・歯髄炎・根尖病巣、歯周病）を介して顎骨に炎症が波及しやすい（図3）。
(7) 抜歯などの外科的処置により、顎骨面が直接口腔内に露出し、感染しやすい[85]。

以上の特殊な環境はBRONJ が顎骨にのみ発生する要因になると考えられる。

2. BRONJ の定義、診断、症状、鑑別診断

(1) 定義、診断

BRONJ の確立された定義はないが、米国口腔顎顔面外科学会（AAOMS）[88]はそのポジションペーパーにおいて以下の3つを満たした場合に、BRONJ と臨床診断するとしており、これが今のところ世界基準となっている。

① BP 系薬剤による治療を現在行っているか、または過去に行っていた。
② 顎顔面領域に8週間以上持続して露出骨／壊死骨を認める。
③ 顎骨への放射線療法の既往がない。

AAOMS が改定したポジションペーパーにおいてもこの定義は変更されていない[89]。本委員会が提唱する BRONJ 診断基準

も AAOMS と同様である[84]。BP 治療を受けていない場合でも、ONJ が発生することがあることにも留意しておく必要がある[90]。

①と③の条件を満たし、がんの顎骨転移の可能性を除去したのちに、明らかな骨露出が存在しないにもかかわらず長期間にわたって口腔内の瘻孔、疼痛、排膿、オトガイ部の知覚異常、または X 線上で骨溶解病変の進展を認める場合には BRONJ に増悪する可能性があるので注意を要する。後ろ向き試験では、約 45% の BRONJ 患者は、瘻孔や疼痛などの症状があるにもかかわらず、骨露出は認められないと報告されており、BRONJ の早期発見・早期治療の観点からは、②の条件を再検討するべきという考えもある[91]。

(2) 症状

臨床的に重要な所見としては上顎または下顎の歯槽骨に骨露出が認められることである（図5）。骨露出に加えて BRONJ によく見られる臨床症状を表4に示す。これらの症状のうち下口唇を含むオトガイ部の知覚異常（Vincent 症状）は下歯槽神経の機能障害によるものであり、Otto らは[92]、Vincent 症状は骨露出よりも前に見られる BRONJ の初期症状であり、BP 処方医にも容易に認知できるものであると報告している。AAOMS は症状の程度に応じて BRONJ を 4 段階に分類しているが、わが国の状況と最近の報告とを考え合わせた 4 段階の分類を示す[84]（表5）。

ステージ3にまで進行する BRONJ は静注 BP 製剤による治療を受けているがん患者に多く見られ、経口 BP 製剤による治療を受けている骨粗鬆症患者ではステージ2以上に進行することは稀である[93]。

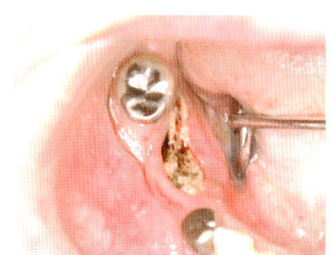

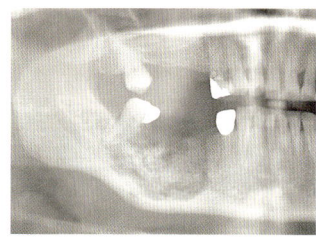

図5 BRONJの口腔内写真とパノラマ写真

62歳乳がん患者、アレディア3年、ゾメタ2年投与を受けた。侵襲的歯科治療は受けていないが顎骨壊死が発症。口腔内に骨露出を認め、X線写真では骨溶解像と骨硬化像が混在し、遊離腐骨を認める。(文献84より引用改変)

表4 骨露出以外にBRONJに見られる症状

疼痛	腫脹	知覚異常	排膿
軟組織潰瘍	口腔内瘻孔	口腔外瘻孔	歯の動揺
深い歯周ポケット	X線上で骨溶解、または骨硬化病変		

表5 BRONJのステージ分類

注意期	骨露出/壊死は認めないが、下顎オトガイ部の知覚異常(Vincent症状)、口腔内瘻孔形成、深い歯周ポケット、または単純X線写真で軽度の骨溶解を認める
ステージ1	骨露出/壊死を認めるが無症状。単純X線写真で骨溶解を認める
ステージ2	骨露出/壊死を認め、痛み、膿排出などの炎症症状を伴う。単純X線写真で骨溶解を認める
ステージ3	ステージ2に加えて、口腔外瘻孔形成や遊離腐骨、病的骨折を認め、単純X線写真で進展性の骨溶解を伴う

表6 BP治療歴がなくても骨露出を呈する疾患

外傷	顎骨骨髄炎	骨壊死を伴うヘルペス感染症
良性腐骨形成	HIV関連壊死性潰瘍性歯周炎	
顎骨原発性腫瘍	顎骨へのがんの転移	

(3) 鑑別診断

BRONJ との鑑別診断が必要な疾患として、ドライソケット（歯槽骨炎）、副鼻腔炎、歯肉炎、歯周炎、う蝕、歯の根尖病巣、顎関節障害、顎骨腫瘍などがある。またがん患者の場合はがんの顎骨への転移の可能性を忘れてはならない。さらに、BP 製剤の治療歴がなくても骨露出を示す疾患についても注意が必要である（表6）。BRONJ と慢性顎骨骨髄炎との鑑別はきわめて困難である。

◆ドライソケット

抜歯窩に血餅が全く形成されず骨面が露出した状態が続き、強い痛みを伴うことがある。これをドライソケット（歯槽骨炎）と呼んでいる[94]。BP 製剤投与を受けている患者で外科的歯科処置後にドライソケットが見られた場合は BRONJ に増悪する可能性があるので早急な対応が必要である。

3. BRONJ の報告発生頻度

正確な発生頻度は不明である。国内における BRONJ 発生頻度の報告はないが、海外の文献においていくつかの報告が見られる。いずれの報告においても、注射用 BP 製剤に関連する ONJ は経口 BP 製剤に関連する ONJ にくらべて発生頻度が明らかに高い。

⑴ **悪性腫瘍に対する注射用 BP 製剤**

　注射用 BP 製剤は多発性骨髄腫や転移性乳がんに対して有効な治療薬として広く使用されている。これらのがん患者が BRONJ を発症する確率は高く、Woo らは BRONJ を発症した 368 症例のうち、46.5% が多発性骨髄腫、38.8% が転移性乳がん患者であったと報告している[95]。注射用 BP 製剤に関連する ONJ 発生頻度は平均 0.8 ～ 1.2% と推定されている[96]が、3 年以上の投与患者では約 21% に増加したとの報告もある[95]。SEER プログラム症例対照研究（静注 BP 使用患者 14,349 例 vs 非使用患者 28,698 例）によると、BP 製剤使用患者の顎骨、顔面骨手術リスクは 3.15 倍、顎骨の炎症、骨髄炎リスクは 11.48 倍になり、BP 製剤使用患者の 6 年間累積リスクは 5.48%（非使用患者 0.3%）と報告されている[97]。一方、最近報告された比較的少数例の前向きフォローアップ研究では、投与期間中央値 32 か月で 80 例のうち 22 例（28%）に発生[98]、あるいは 225 例のうち 17 例に発生（6.7%）し、2 年/4 年累積発現頻度は全例では 3%/11%、ゾレドロン酸では 7%/21%[99]と報告されている。ただ、これらの研究においては BP 製剤開始前の歯科的予防処置や BP 製剤治療中の口腔内チェックについては記載されておらず、十分な予防処置が行われていなかったために BRONJ 発生頻度が高くなっている可能性がある。

　注射用 BP 製剤の種類によっても発生頻度が異なり、BRONJ 発生頻度が最も高いのはゾレドロン酸であることが報告されている[100]。ゾレドロン酸は BRONJ 発生までの投与期間が他の BP 製剤に比較して短いことも明らかとなっており（ゾレドロン酸平均 12 ～ 18 か月　パミドロネート平均 24 か月）[101-103]、ゾレドロン酸を投与されている患者の経過観察時あるいは歯科口腔外科受診時には慎重な対応が必要である。また、ゾレドロン酸を術後再発予防ま

たは骨量減少予防目的に半年に1回投与した（4mg 静注）場合にはBRONJ の発生はほとんど見られなかった（48か月で899例中0例、36か月で300例中疑い1例）と報告されている[66,104]。

(2) 骨粗鬆症に対するBP製剤

　歯科では注射用BP製剤の投与を受けているがん患者よりも、骨粗鬆症治療のために経口BP製剤投与を受けている患者が来院する場合がはるかに多いと思われる。したがって経口BP製剤によるBRONJ発生頻度がより気になるところである。しかし経口BP製剤投与を受けている全骨粗鬆症患者数を把握することはきわめて困難であるため正確な発生頻度を算定することは不可能である。

　発生頻度は前向きの無作為化比較対照試験によっても算定可能であるが、海外で実施されたゾレドロン酸（5mg、年1回静注）の骨粗鬆症に対する臨床試験で合計7,714例について検討され、プラセボとともに各1例ずつONJが認められた[105]。この例数では確実な頻度は算定困難ではあるが、本結果からは実薬とプラセボに差がないことになる。一方、主に企業から提出される報告頻度については、メルク社のデータによると、経口BP製剤によるBRONJの報告頻度は10万人年当たり1.6～3.84件とされ、米国口腔顎顔面外科学会（AAOMS）による報告頻度は10万人年当たり0.7件となっている[88]。また、副作用の件数や住民調査から推計される発生頻度については、オーストラリアのデータによると、アレンドロネートを週1回服用している患者のBRONJ発生頻度は0.01～0.04％であるが、抜歯施行により0.09～0.34％に上昇すると報告されている[103]。ドイツの報告では78万人当たり3例で0.00038％とされる[106]。このように、現時点では

経口 BP 製剤による BRONJ の発生頻度はきわめて低いと考えられる。ただ、一施設からの報告ではあるが、経口 BP 製剤治療を受けている 208 人の骨粗鬆症患者で 9 人（4%）に ONJ を認めたとの結果が示されている[107]。研究が行われた地域の特殊性や対象患者の設定などに問題はあるが、留意すべき結果である。

(3) 日本国内における推定発生頻度

日本における BRONJ の確実な発生頻度は不明である。骨粗鬆症に対する経口アレンドロネート投与例において発生した顎骨壊死例の報告を「JMEDPlus」、「SELIMIC」、「MEDLINE」および「EMBASE」のデータベースを用い、2001 年 9 月から 2008 年 7 月までの論文および地方会を含む抄録から拾い集めると 52 報あり、その中から重複する症例を除外すると 35 例が報告されていることになる。一方、日本における骨粗鬆症患者数は概算で 1,200 万例であり、治療率が 20% とすると 240 万人となる。そのうち、アレンドロネートのシェアは現在約 25% 前後であり、約 60 万人が投与を受けていることになる。その結果、概算の報告頻度は 10 万人当たり 5.8 人となる。これは、2001 年にアレンドロネートが発売された以後の全期間における合計症例についての概算であり、通常の頻度は年・10 万人当たりで算定されることから、本数字は最小でみた報告頻度と考えて差支えないと思われる。参考までに、発売後の経過期間から人口 10 万人・年当たりの報告頻度を概算すると、0.85 人 / 人口 10 万人年となり、メルク社の報告や AAOMS の報告とほぼ一致する。もちろん、BRONJ 例を全例拾い集めてはいないが、前向き試験で経口 BP 製剤と関連する ONJ 発生頻度を検討することはほぼ不可能であることから、参考として推定報告頻度を提示した。

一方、日本口腔外科学会が全国の248研修指定施設に対して行った調査によると、2006年4月から2008年6月の間において263例のBRONJが発生しており、そのうち152例（57.8%）は静注、104例（39.5%）は経口、7例は両方による治療を受けていた。この結果から、欧米と比較して、わが国においては経口BP製剤投与によるBRONJ発生例が多いが、経口BPによるBRONJ発生頻度は約0.01～0.02%とオーストラリアの報告と同程度との結果が得られている。

　日本のがん骨転移患者における静注BP製剤に関連するONJについての明確な報告はない。厚生労働省の副作用報告ではゾレドロン酸によると考えられるONJは2006～2008年で123例（2008年51例）、パミドロネートでは65例（2008年6例）であり、ゾレドロン酸によると考えられるONJの頻度は2008年で0.15%ということになり、明らかに過小評価であるが、最近の歯科的処置の重要性の認識が行き渡った状況では1～2%程度ではないかと思われる。

4. BRONJの画像所見

　臨床的に骨露出が見られる前のBRONJ発生を予測する画像診断法として十分なエビデンスを有するものは未だ確定されていない[108]。しかしながら、単純X線写真（口内法X線写真やパノラマX線写真）において、歯槽骨辺縁の骨硬化、歯槽硬線の肥大と瀰慢性硬化、歯根膜腔の拡大および抜歯後ソケットの長期残存が予兆所見として報告されている[109,110]。またX線透過像も重要な所見であるが、悪性腫瘍患者の場合、顎骨への転移がまず考慮され

るべきであろう。

　臨床的に骨露出が見られた場合、口腔内の感染による修飾も受けて、さまざまな画像所見を呈する。基本的には単純X線写真では、辺縁境界不明瞭な斑状のX線透過像（骨融解）あるいはX線透過像とX線不透過像（骨硬化）の混在像を示す[109-113]。パノラマX線写真上で、BRONJ分類のステージが上がるにつれて、骨硬化所見が増し（図6）、骨表面が不整になると報告されている[114]。病変が進行している場合、腐骨分離が見られる。骨膜反応について発現頻度は少ないとするものもあるが[110]、通常の顎骨骨髄炎の骨膜反応よりも著明なものが観察されるとの報告もある[112,115]。

　CT検査では、病変が進行した場合、単純X線写真の所見に加え、頬舌的皮質骨の破壊像をとらえることができる[111-113,115-117]（図7）。ただしCT検査において、臨床的に骨露出が見られる前の状態で

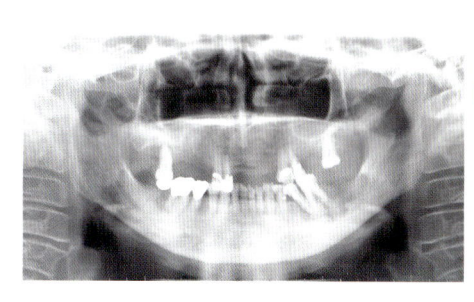

図6　BRONJのパノラマ写真

下顎左側小臼歯部から臼後部にかけて広範な骨破壊と周囲骨硬化を認める。腐骨の形成も見られる。
（文献84より引用改変）

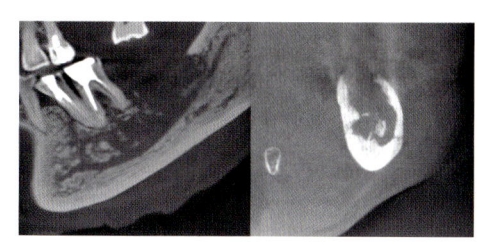

図7　BRONJのコーンビームCT像

下顎左側小臼歯、大臼歯根尖下に腐骨分離を認める（左）。第二大臼歯相当部頬側には骨膜反応が見られる（右）。
（文献84より引用改変）

BRONJ発生を予測できるという明確なエビデンスを有する所見は未だ報告がない。

　BRONJの定義として「臨床的な長期の骨露出」が前提にあるが、BP製剤使用患者において臨床的に骨露出はないものの、X線写真上で明らかに骨融解が進行し、口腔内瘻孔、口腔外瘻孔や知覚異常（Vincent症状）などの随伴症状を有する症例も存在する。それらの症例を考慮し、悪性腫瘍の顎骨転移等の可能性を除外した上で、画像診断上でBRONJを疑ってもよいと考えられる。この考え方を支持するものとしてMawardi[118]らは、明らかな骨露出を認めない場合でも、瘻孔（Sinus tract）または局所的な深い歯周ポケットが存在し、画像上では、抜歯後ソケットの長期残存、斑状のX線透過・不透過像あるいは腐骨が確認された場合、それ以降に骨露出を呈する可能性があり、BRONJの定義となっている臨床病態以前の潜在的なBRONJのステージとして"ステージ0"という概念を提唱している。

　BRONJ症例のMRI検査では、典型的にはT1強調画像で低信号、T2強調画像あるいはSTIRにて中～高信号を呈すると報告されているため、骨壊死というより骨髄炎の所見である[111,119]。これらではガドリニウム造影剤により造影効果を有する。一方でT1強調画像、T2強調画像とも低信号を呈するとの報告もある[117]。骨壊死領域は一般にT1、T2強調画像およびSTIRともに低信号を呈す。これは細胞と血管成分の減少を示唆している[115-117,119]。慢性経過症例では、T1強調画像、T2強調画像ともに低信号を呈するが、これは線維化あるいは骨硬化を反映している。ただしこのMRIの所見が、BRONJに特異的であるということではない[115,116]。進展症例においては壊死骨周囲が、T1強調画像で低信号、T2強調画像およびSTIRで高信号となる骨髄炎

領域に囲まれる。この領域は、細胞成分増加、骨形成および血管増生を反映している[115,116]。臨床的にはとらえられない罹患領域がMRIによりとらえられたとの報告もあり[119]、BRONJの定義に画像診断所見を加える意義はあると思われる。

^{99m}Tc-MDPによる骨シンチグラフィはBRONJの初期変化をとらえるのに有用である可能性が示唆されている[111,116,120]。O'Ryanら[121]はBRONJを発症する以前に骨シンチグラフィを行った患者の66%に集積を観察している。一方で真にBRONJの病態をとらえているか否かの検証は不十分であり、また分解能の低さの問題および炎症の領域に骨壊死部が隠されてしまうことから、今後の十分な検証が望まれる。

陽電子放射断層撮影（PET）も有用な診断法の可能性があるが、上記と同様の問題を有しており、今後の検証が必要である[113,116,122]。

最近、Krishnanらは[123]BRONJのあるケースにおいては、痛みなどの症状に先行して、CT画像上で骨硬化や歯根膜腔の拡大、またMRIではT1強調画像において骨髄の低信号、さらに骨シンチグラフィでの集積を認めると報告しており、今後、種々の画像診断所見の蓄積により早期診断の指標が明確になっていく可能性があると考えられる。

5. BRONJの病理組織所見

病理組織学的検討は、BRONJ患者の口腔内露出部周囲の顎骨組織を中心に検討されている。その主な特徴は[115,124,125]、①骨髄炎の組織像を呈しており、壊死骨と炎症細胞浸潤を伴う結合組織

や肉芽組織が認められる、②壊死骨に接して *Actinomyces* 細菌塊を認める（図8）、③壊死骨周囲に偽上皮性過形成（pseudo-epitheliomatous hyperplasia）を認めるなどである。

　上記①の「壊死骨と骨髄炎」という組織所見は、BP製剤に関連して誘導された壊死骨が二次感染を受けて骨髄炎が起こった結果であると一般に理解されているが、逆に、骨髄炎が誘導され、その後、骨髄炎により骨壊死が引き起こされるという考えもあり、結論は明確ではない[125-127]。②の *Actinomyces* は口腔内常在菌であるが、日和見感染による難治性慢性骨髄炎部に認められることから、難治性慢性骨髄炎と同様の病変であることが推測される。③の偽上皮性過形成は、*Actinomyces* などの口腔内常在菌を顎骨深部に到達させるのに関与すると考えられている[128]。上記の所見以外に、破骨細胞については、その数が増加する[129]、ほとんど認められない[115]、骨から離れて存在する[81]、また核の数が異状に増加する[130]などさまざまな組織所見が報告されている。

　BRONJ患者の顎骨組織を、組織学的、ならびに組織形態計測学的に広範囲に検討した報告[131]によると、BRONJ患者の顎骨は、病理組織学的に、①著しい急性炎症を伴う領域、②壊死骨領域、③炎症を伴わない非炎症部領域の3つの組織パターンに分けられる。また、BP製剤の骨への直接効果を検討できる③の非炎症部領域では、正常骨組織と比較すると、骨梁幅の増加やオステオン間の新生骨添加による骨量増加が認められるが、同領域の骨のハーバス管の大きさや数は少なく、骨への供給血液量は減少していると考えられる。破骨細胞は、壊死骨領域ではその増加を認めるが、それ以外の領域では認められないと報告されている。

　BRONJと同様に骨壊死を引き起こす放射線骨壊死の病理組織所見が比較検討されている。放射線骨壊死では放射線照射により

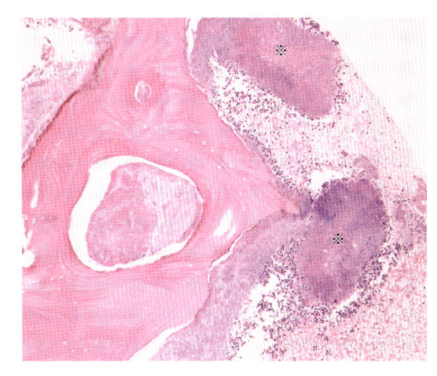

図 8　BRONJ の病理組織像
骨小腔に骨細胞は見られず、骨髄にも細胞成分が存在しない。また骨の周囲にヘマトキシリン濃染性の *Actinomyces* 様菌塊（*）を認める。
（文献 84 より引用改変）

顎骨の広範囲にわたって均一な壊死骨を認めるのに対し、BRONJ では骨組織中にモザイク状に壊死骨が混在している[124]。

BRONJ の発症機序の一つとして、BP 製剤の血管新生障害作用[126,132]による虚血のため、骨壊死が引き起こされるとの説がある[11,133]。しかしながら、BRONJ 病変部に著明な血管新生の障害は認められず、BRONJ 発症における血管新生障害の関与は否定的である[115,124]。しかし、上記の Favia ら[131]の研究から、BRONJ 患者の顎骨の非炎症部ではハーバス管の大きさや数は少なくなっており、顎骨への供給血液量の減少から虚血が引き起こされることも考えられる。血管と BRONJ 発症との関係については、今後さらなる検討が必要である。

また Hoefert ら[134]は、BRONJ 患者、骨髄炎患者、放射線骨壊死患者、骨粗鬆症のため BP 製剤治療を受けているが ONJ を認めない患者、そして骨粗鬆症であるが BP 治療を受けていない患者のそれぞれから骨を採取し、走査型電子顕微鏡を用いて比較検討した。その結果、BRONJ の骨では微小骨折が有意に多いことを見出し、このような微小骨折のみを示す BRONJ を "無症

状性ONJ"、微小骨折に続いて細菌の侵入、顎骨感染、骨露出、瘻孔、疼痛を伴う場合を"有症状性ONJ"とそれぞれ名付けている。微小骨折の感知には骨細胞も関与している[135]のでこの結果は興味深い。

BRONJの診断に有用な病理組織学的特徴は未だに明確になっていないのが現状である。「壊死骨と骨髄炎」の認められる病理組織所見では、骨壊死に二次感染が起こったのか、骨髄炎により骨壊死が起こったのかの判断は困難である。

6. BRONJ と骨代謝マーカー

BRONJはBP治療歴、口腔内の病変の肉眼的所見、ならびにX線画像に基づいて診断される。歯科医にとってはBRONJの診断はそれほど困難ではないが、BP処方医にとっては容易ではない。BRONJは破骨細胞の骨吸収機能の乱れが原因であると推測され、それに伴って、血中、あるいは尿中の骨吸収マーカーや骨形成マーカーが変動する可能性が考えられる。こういった生化学的マーカーの測定により客観的にBRONJ発症の予測、診断、病変の進行追跡、あるいは治療効果の判定などができればBRONJへの対応はより効果的、かつ満足度の高いものになる[136]。Marxらは[86]血中骨吸収マーカー；I型コラーゲン架橋C-テロペプチド（CTx）の値とBP休薬期間の相関について調べ、休薬中に血中CTx値が一定レベル（> 150pg/ml）に達した場合は破骨細胞の骨吸収機能が回復していると考えられ、侵襲的歯科処置を行ってもBRONJは発生しなかったと報告している。これらの結果からMarxらは血中CTx値によりBRONJの発症を

予測できると提唱している。しかし Marx らの報告に対しては異論も多く、また BRONJ 患者の骨代謝マーカーは正常であったとの報告も見られる[137]。現時点では骨代謝マーカーと BRONJ との間には明らかな関連は存在しないとする考えが大勢を占めている[138]。

7. BRONJ のリスクファクター

BRONJ 発症のリスクファクターは、1) BP 製剤によるファクター、2) 局所的ファクター、3) 全身的ファクター、4) 先天的ファクターの 4 種類と、5) その他に分類される。

(1) BP 製剤のファクター

がんの骨転移や高カルシウム血症の治療に用いられるゾレドロン酸は BRONJ の発生頻度が最も高い。BP 系薬剤でも窒素非含有 BP（エチドロネート、クロドロネート）では ONJ 発生はきわめて報告が少ない。クロドロネートの経口投与を受けている多発性骨髄腫患者で ONJ が見られたとの 1 例報告がある[139]。ONJ 発症と関連が強いのは窒素含有 BP（ゾレドロン酸、アレンドロネート、リセドロネート、パミドロネート）で、窒素含有 BP はハイドロキシアパタイトとの親和性が高く、骨吸収抑制活性も強いことが BRONJ 発生頻度の高い理由と考えられる。さらに注射用製剤は経口製剤に比較して発生頻度が高い。経口製剤は吸収率が低い（< 1%）ことが ONJ 発生頻度の低い理由の一つと考えられる。また投与量、投与回数、投与期間が長いほど BRONJ の発生頻度は増加する。

(2) 局所的ファクター

　抜歯、歯科インプラントの埋入、根尖外科手術、骨への侵襲を伴う歯周外科処置などがリスクファクターとされており、これらの歯科外科処置により、BRONJ の発生率が 7 倍以上になると報告されている[103,140]。歯周病や歯周膿瘍などの炎症疾患もリスクファクターとなる。また、下顎は上顎に比べて約 2 倍発生頻度が高く、とくに歯肉が薄い部位（下顎隆起、顎舌骨筋線の隆起、口蓋隆起）に好発する[141,142]。

◆ BRONJ と歯科インプラント

　一般的に歯科インプラントの埋入により BRONJ 発生頻度が高まるとされている。しかし Jeffcoat[143] は 3 年間の前向き臨床研究において 25 名のアレンドロネート投与患者に歯科インプラントを埋入したが、プラセボ投与患者と同様に BRONJ は一例も発生しなかったと報告している。その他にも後ろ向き臨床研究ではあるが、多数の症例において歯科インプラントによる BRONJ 発生は全く見られなかったという報告がある[144,145]。おそらく歯科インプラント埋入前には抜歯などの侵襲的歯科処置は完了しており、口腔内清掃、前処置も徹底して行うため、BRONJ が発生しにくいと推測される。また歯科インプラント埋入自体は大きなリスクファクターではなく、装着後のケア、口腔清掃を怠ると BRONJ の発生頻度は高まると推察される。そういう点で歯科インプラントはやはりリスクファクターとして考えておくべきであり、特に注射製剤の投与を受けているがん患者へのインプラント装着は可及的に避けるべきであろう[146]。最後に、インプラント埋入手術施行前に患者に危険性、有益性、インプラント以外の補綴治療の選択肢についても十分に説明し、インフォームドコンセントを得ておくべきであることは言うまでもない。

(3) 全身的ファクター

　悪性腫瘍患者では抗がん剤およびステロイド剤の投与、あるいは放射線治療などを受けていることが多く、免疫機能の低下などによりBRONJ発生のリスクが高まる。加えて多発性骨髄腫、乳がん、前立腺がん患者などは骨転移、骨痛、あるいは高カルシウム血症を併発するためBP製剤による治療が不可欠であり、自ずとBRONJ発生頻度が高まる。また、骨減少症、骨パジェット病の既往をもつ患者も同様にBRONJの発生頻度が高くなるとされている。糖尿病はBRONJの発生率を高めることが示されている[147]（表7）。また機序は不明であるが肥満がリスクファクターとして挙げられている[148]。一方、ぜんそく、高脂血症、高血圧、あるいは静脈血栓症などは明らかなリスクファクターとはされていない。骨粗鬆症自体はリスクファクターとする報告と、そうでないとする報告とがあり、現時点ではどちらとも言えない。

(4) 先天的ファクター

　BRONJに罹患しやすい遺伝的要因があるか否かは興味深いところである。候補遺伝子としてマトリックスメタロプロテアーゼ-2（MMP-2）[149]、あるいはチトクロームP450-2C8遺伝子

表7　BRONJのリスクファクター

因　子	リスク度	因　子	リスク度
飲酒	＋	喘息	－
糖尿病	2＋	高脂血症	－
高血圧	－	肥満	2＋
喫煙	2＋	静脈血栓症	－
骨粗鬆症	－	抗がん療法	＋
ステロイド	＋	口腔衛生不良	＋

(*CYP2C8*)の多型性[150]などが挙げられている。CYP2C8はアラキドン酸代謝、あるいはコレステロール合成などに関与しており、骨において血管形成や骨芽細胞分化を制御する可能性があり、BRONJ発生と何らかの関係があるかもしれない。

(5) その他のファクター

サイクロフォスファミド、エリスロポエチン、サリドマイドなどの薬物もリスクファクターとしてあげられている。飲酒、喫煙は発生頻度を高めるだけではなく、予後をも悪くすることが報告されている。また、口腔衛生の不良もリスクファクターとしてあげられるべきであろう[151-155]。

8. BRONJと歯周病

歯周病は歯と歯肉の境界部に形成された歯周ポケット中に存在する歯周病細菌による感染症である。その病態は、歯肉炎に始まり炎症が歯周組織全体に波及し歯周炎となり、歯槽骨が吸収されると歯が動揺し最終的に歯が脱落する。歯周病の発症と進行には宿主防御力の個体差が大きく関与し、特に免疫力の低下した糖尿病患者やHIV感染者などは歯周病への疾患感受性がきわめて高い。閉経後の骨粗鬆症患者も歯周病に罹患しやすい可能性がある。

一方、BRONJ患者の84%に歯周病が認められ[142]、口腔内細菌および歯周病の存在はBP製剤投与患者にとって看過できない要因といえる。抜歯後のONJ発生において宿主の治癒能力低下が関与しているとすれば、抜歯処置および歯周外科処置（フラップ手術など）はmajor risk factor、歯周基本治療（初期治療）時

のルートプレーニングやポケット掻爬処置は minor risk factor に挙げられる。歯科的観点から、口腔内に存在する種々の細菌を BP 製剤投与前にある程度まで取り除いておくことは ONJ 発生の予防策としてきわめて重要である。したがって、BP 製剤投与患者は投与前に口腔内診査を受け、歯周病のチェック（X 線診査を含む）、歯科衛生士による口腔清掃指導を受けることを推奨する。特に静注による BP 製剤投与患者の場合、以上の口腔内診査を必ず受けるべきである。診査時に、もし患者に抜歯適応の歯周病罹患歯がある場合は、BP 製剤投与開始前に抜歯を行い、2〜3 週後の治癒傾向を確認してから BP 製剤投与を始めるのが適切であろう。歯周病治療に関しては、BP 製剤の静注あるいは服用にかかわらず、骨縁下ポケットの存在しない軽度の歯周炎では歯周基本治療を行うのに大きな問題点はないが、骨縁下ポケットの存在する中程度以上の歯周炎では歯周基本治療の際にも注意が必要であり、例えば、観血的なポケット掻爬術などは可及的に避けた方がよいと思われる。重度の歯周炎で抜歯処置が必要な場合には、上述のように BP 製剤投与前に抜歯を行うのが望ましい。BP 製剤服用中の患者に対するフラップ手術などの歯周外科処置は禁忌である。また、BP 製剤服用期間中は 1〜2 か月に 1 回程度口腔衛生管理のため、歯科衛生士による口腔清掃指導を受けるべきである。

(1) BP製剤投与患者は、投与前に歯科医による口腔内診査が推奨される。とくに静注BP製剤投与患者は、必ず歯周病の検査を含めた詳細な診査（X線写真診断を含む）を必ず受け、必要な歯科治療を優先させるべきである[142,156,157]。

(2) 歯科治療に際しては、口腔内清掃の徹底が必須条件である。歯科治療と並行して歯科衛生士による専門的な口腔ケアを受ける必要がある[142,154,156,157]。禁煙やアルコールの制限も必要である[157]。

(3) ONJ患者に対する口腔内処置として、まずペインコントロールを含む急性症状の緩和処置（局所の洗浄、抗菌性含嗽剤など）、次に二次感染予防（抗菌薬の投与）、壊死組織の除去を行うが、処置そのものは保存的であるのが望ましく、必要以上に積極的な掻爬は禁忌である[157-159]。

V. BRONJ の発症メカニズム　（仮説）

　BRONJ の発症メカニズム、特に BP がどのように関与するかについては不明である。また BRONJ の動物モデルが確立されていないことも BRONJ の発症メカニズムの解明を困難にしている。ここでは、もし BP が関与すると仮定した場合推測しうるメカニズムについて述べる[84]。

1. 破骨細胞の抑制

　窒素含有 BP は骨吸収中の破骨細胞に取り込まれ、メバロン酸経路を介してアポトーシスを誘導する。その結果、骨吸収が阻害され骨リモデリングが低下することが BRONJ 発症の最大の原因と考えられる。特に抜歯窩の治癒には活発な骨リモデリングが必要であるのでその阻害は治癒を遅らせ感染の機会が高まる。また BP は破骨細胞による炎症性壊死骨の除去を阻害し、顎骨の壊死の進行を早めると推測される。さらに BRONJ が自然治癒する場合に組織学的に破骨細胞による骨吸収が回復し、壊死骨が腐骨となって排除されることからも（図 9）、破骨細胞の骨吸収抑制が BRONJ 発症の原因であることを示唆する。

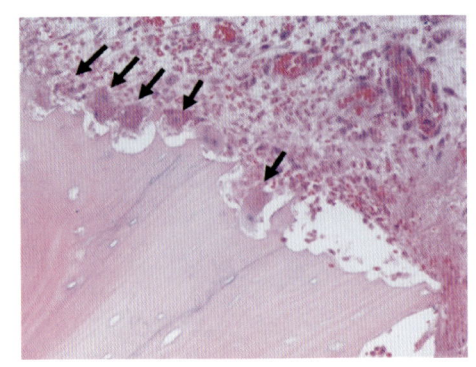

図 9 腐骨の自然排除
破骨細胞による骨吸収（矢印）が回復し、腐骨が自然排除され骨壊死が治癒に向かっている。

2. 骨細胞の抑制

　BRONJ の部位を組織学的に観察すると、骨小腔に骨細胞が見られず空白となっている。骨細胞は元来自然に死滅する細胞であるが、骨リモデリングが低下すると死滅する骨細胞が増加する[160]。BP による破骨細胞の骨吸収阻害のため骨リモデリングが低下した結果、骨小腔中の骨細胞が死滅したと考えられる。BP は低濃度ではステロイドホルモンによる骨細胞のアポトーシス誘導を抑制することが示されているが、BRONJ の場合は何らかの機転で骨細胞のアポトーシスを誘導する可能性がある。骨細胞は骨の中で最も数の多い細胞で、骨代謝の制御において中心的役割を果たす細胞の一つであるので、その死滅の増加が BRONJ 発症に関与すると推測される。

3. 口腔内細菌の関与

　左右の歯を同時に抜歯した患者において、片側だけにBRONJが発症し、反対側にはBRONJが発症しなかったという興味深いケースがいくつか報告されており、口腔内の局所的要因の関与が示唆される。また、BPを服用している患者が長管骨に骨折を起こしてもその部位が壊死に陥るとの報告は見られない。つまり骨壊死の発症は今のところ顎骨でしか報告されていない。これらの結果は口腔に特有の何らかの要因の関与が示唆される。一つの可能性として長管骨に比べて顎骨にはより高濃度のBPが集積することが推測されるが、集積するBPの濃度は長管骨と顎骨で差がないとの結果が示されている[161]。さらに壊死に陥っている顎骨を組織学的[128]、あるいは走査型電顕[162]で詳細に観察すると、放線菌をはじめとするさまざまな口腔内常在細菌の増殖を認める。また in vitro において、高濃度のBP（$10^{-4} \sim 10^{-3}$ M）は口腔細菌の増殖および骨への接着を促進する、つまりバイオフィルム（歯垢）形成を促進する可能性が示唆されている[163]。これらの結果から、BRONJの発症には口腔内細菌の関与が考えられ、そのために壊死が顎骨に限定されると推察される。ヒトの口腔内には $10^{11} \sim 10^{12}$ 個/cm^3 の細菌が800種類近く存在し、この数は糞便中の細菌数に匹敵する（図4）。

　したがって、外科的歯科処置前の口腔清掃による口腔内細菌（歯垢）の除去により、また、場合によっては、抗菌薬投与による口腔内細菌感染の予防により、BRONJの発症が予防できると考えられる。実際にこれらの予防的処置によりBRONJ発生頻度の減少が報告されている[164-166]。

4. 血管新生の抑制、血管閉塞、血流低下

　BRONJ が問題として顕在化する以前に骨が壊死に陥る病変として、大腿骨骨頭壊死および放射線顎骨壊死がよく知られていた。いずれの壊死も血管形成不全が病因であることが示されている。そのため BRONJ も同様の病因が関与するとの考え方が提唱されている。また BRONJ の発生頻度が最も高いゾレドロン酸は強い血管新生抑制作用を有する[167]。さらに抜歯窩などの創傷治癒過程において血管新生は不可欠であり、その阻害は抜歯窩の治癒を遅らせる。また BP 投与によりしばしば骨内の血管が閉塞されその血管周囲の骨細胞に壊死を認めることが示されており[128]、BRONJ が発症しやすくなると推察される。また興味ある結果として、BP 製剤投与を受けておらず、血管新生を強力に促進する増殖因子 Vascular Endothelial Growth Factor のリコンビナントヒト型中和抗体で、血管新生を抑制する Bevacizumab を投与されているがん患者において ONJ が発症したとの報告がある[168]。一方、強力な血管新生阻害薬で、多発性骨髄腫の治療に用いられているサリドマイドは BRONJ 発症には影響しないとの結果や[155]、組織学的にも BRONJ において血管新生の抑制を認めないとの報告もある[115, 124]。このように BRONJ 発症における血管新生の関与については未だ統一した見解が得られていない。しかし、組織への血流はその組織の代謝活性と密接に関連しており[160]、BP により骨代謝活性が抑制された顎骨では血流が低下している可能性があり、BRONJ の病因には何らかの様式で血流供給不全が関与していると考えるのが妥当であろう。

5. 上皮細胞の増殖、遊走の阻害

抜歯窩の閉鎖は創傷辺縁部の上皮細胞の増殖、遊走によって起こるが、抜歯により周囲の歯槽骨から遊出した BP は上皮細胞のこういった活性を抑制することが示されている[4,5,169]。抜歯窩の閉鎖が遅れ開放創になると感染の機会が高まる。

したがって、可能であるならば抜歯創を縫合して閉鎖創とすることにより感染の機会を減らし、BRONJ の発症を減少させることができると考えられる。

6. 骨の硬化

BP が骨に蓄積すると骨が硬化する。骨が硬化すると、歯牙の骨植が強く抜歯が困難となるため、外科的侵襲が大きくなり治癒が遅れる。したがって、抜歯の際には歯牙を分割するなどして周囲の歯槽骨への影響をできるだけ少なくする。

7. 免疫機能の低下

BP による治療を受けている患者は比較的高齢であること、またがん患者では抗がん剤やステロイドの投与などを受けているために免疫機能が低下しており、感染しやすいと考えられる。

8. 炎症による局所 pH の低下

BP は破骨細胞が骨を吸収する際に造り上げる酸性環境下において骨から放出される。一方、感染や侵襲的歯科治療後の炎症は、顎骨の局所環境を酸性に変化させるため、骨から BP が放出され、その結果局所の BP 濃度が高くなり BRONJ 発症に関与する可能性が考えられる[170]。

これらの結果をまとめ合わせた BRONJ 発症のメカニズム（仮説）を示す（図 10）。

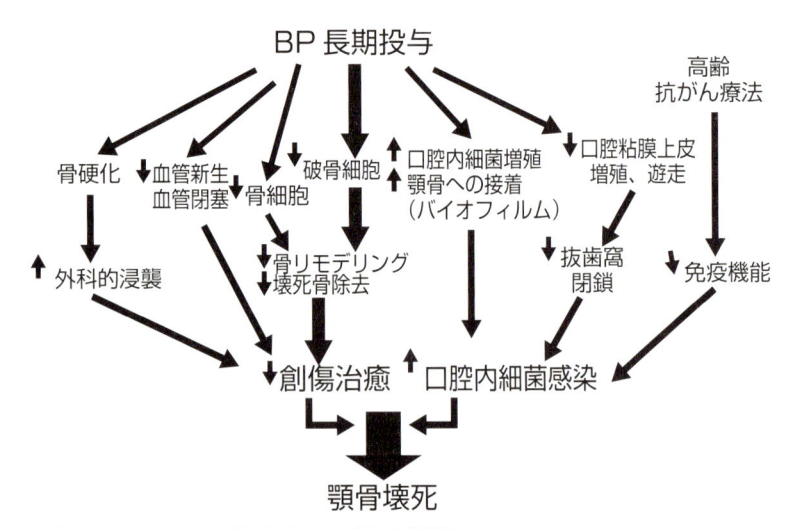

図 10　BRONJ の発症メカニズム (仮説)

BP の長期投与は、1）骨ミネラル中に蓄積することにより骨を硬化させ、抜歯などの外科的処置を困難にし、創傷が大きくなるために治癒が遅れる、2）BP の骨への蓄積により血管が閉塞し、周囲の骨組織が壊死し易くなり、また血管の新生も抑制されるため創傷治癒が遅れる、3）破骨細胞、ならびに骨細胞を阻害することにより骨リモデ

リングが抑制されるのみならず、物理的炎症により生じた壊死骨の破骨細胞による除去を阻害するために創傷治癒が遅れる、4）口腔内細菌の増殖を高め、また顎骨への接着を亢進させ、バイオフィルム形成を促進し、術後感染の機会を増やす、5）口腔粘膜上皮細胞の増殖、遊走を抑え、抜歯窩の閉鎖を妨げるため感染の機会が増える、6）抗がん療法を受けているこれらの高年患者では免疫機能が低下しているため、口腔内細菌の感染の機会がさらに高まる。これらの要因が複合的に絡まってBRONJの発症に結びつくと想像される[84]。

Ⅵ. BRONJ 動物モデル

　疾患のメカニズムを解明する上で、また新しい治療法、治療薬の開発を進める上でもヒトの病態を反映する動物モデルの樹立は不可欠である。BRONJ の場合、そのメカニズムが不明であり、病態に関しても未だ統一的な見解が得られておらず、適切な治療法も確立されていないので動物モデルの樹立が強く望まれている。しかしながら現時点では満足できる動物モデルは樹立されていない。最近、ビーグル犬に 3 年間経口 BP を投与した場合[171]、あるいはラットに 6 〜 8 か月間注射用 BP を投与した場合[172]に、侵襲的外科処置が無くても下顎骨に壊死が誘発されたという結果、BP とステロイドを前投与したラットで抜歯を行い、BRONJ に類似した顎骨病変を呈する動物実験モデルを樹立した[173]、あるいはビタミン D 欠乏ラットにゾレドロン酸を投与し、抜歯を行うと ONJ が発症した[174]などの結果が報告され始めている。しかしながら、これらの動物モデルは、顎骨病変自体はヒトの BRONJ に類似するところもあるが、細菌の増殖や感染を伴っておらず、ヒト BRONJ のモデルとするにはいまだ問題がある。術前の口腔清掃、あるいは抗菌薬の投与により BRONJ の発生頻度が有意に抑制されることから、ヒトの BRONJ における口腔細菌の関与は濃厚なので、例えば歯周病を発症するイヌのような大動物モデルの樹立が期待される。

Ⅶ. ビスフォスフォネート製剤投与患者と歯科治療

　BP製剤投与患者に抜歯やインプラント埋入などの歯科外科治療を行うことはBRONJの発生頻度を上昇させる。したがって、BP製剤投与予定あるいは投与中の患者が来院した際はBRONJのリスクについて患者教育を徹底するとともに、外科的侵襲を伴う歯科処置はなるべく避け、口腔内診査ならびに保存的予防処置中心の処置を行いBRONJ発生の可能性を可及的に減少させることが大切である。

1. 悪性腫瘍に対する注射用BP製剤投与予定患者

　注射用BP製剤を投与される予定の患者に対しては、教育・指導により口腔衛生を良好に保つことの重要性を認識させると同時に、徹底した口腔内診査を行ってBRONJのリスクファクターとなる要因をチェックしておく。部分床義歯また全部床義歯を装着している患者については、歯肉、特に粘膜が菲薄な下顎舌側後方歯肉の精査を行い、歯肉の状態が良好であることを確認しておく。状況が許すのであれば歯科治療が終了し、口腔状態が改善してから注射用BP製剤の投与を開始する。それが難しいようなら

BP投与量が高量に達するまでに投与と並行して歯科治療を終わらせ、BRONJ発生のリスクを可及的に減らすことが重要である。

イタリアミラノの国立がん研究所（NCI）が最近報告した臨床研究では、BP製剤治療開始前に口腔内診査を行い、必要に応じて歯科処置を行った2005年以降の154例と、そのような予防的処置を行わずにBP製剤治療を行った2005年以前の812例とを比較し、歯科外科的処置後のBRONJ発生頻度を検討した。その結果、BRONJ発生は前者では2例（1.3％）であったが、後者では26例（3.2％）であり、予防的歯科処置を施すことによりBRONJの発生頻度は有意に改善した[166]。また、ギリシャのアテネ大学でも2003年以降にBP製剤治療開始前に口腔内診査を行い、必要に応じて歯科処置を行った90例と、それ以前の予防的処置を行っていない38例とを比較した結果、BRONJ発生は2例と8例（0.23と0.67/100人当たり/月）でリスク比は2.92であった[165]。さらに前出のミラノのNCIではゾレドロン酸の投与を受けている多発性骨髄腫患者に歯科外科的処置を行う際に、術前1日前から術後3日までアモキシシリンとレボフロキサシン500mg/日を投与した施設と、投与しなかった施設とで比較したところ、投与した施設（52例）ではBRONJは発生せず、投与しなかった施設（61例）では8例（13％）にBRONJが発生した[175]。これらの結果より、BRONJの発生頻度を有意に低下させるためには、BP製剤投与開始前の口腔内診査、予防的歯科処置、ならびに症例にもよるが、術前術後の抗菌薬投与が強く推奨される。

2. 悪性腫瘍に対する注射用 BP 製剤投与中患者

　注射用 BP 製剤投与中患者ではできるだけ歯科治療をさけるために、徹底した患者教育を行い、口腔衛生状態を良好に保つよう指導することが最も重要である。歯科治療が避けられない場合でも、抜歯やインプラント埋入などの侵襲的歯科処置は避け、非侵襲的な歯科治療が推奨される。

(1) 注射用 BP 製剤の休薬

　侵襲的歯科治療をどうしても避けられない場合に、術前に BP 製剤を休薬すべきか否かは BP 製剤治療を行っている医師と、歯科治療を行う歯科医との間で議論の分かれるところである。医師側は主疾患治療のために BP 製剤投薬の継続を主張し、歯科医側は歯科治療後の BRONJ 発生を懸念して休薬を望む。BP はいったん骨ハイドロキシアパタイトに結合、蓄積すると 10 年近く残存するとされている。とくにゾレドロン酸は一回の注射投与により 1 年後の腰椎骨密度は 2.7％、3 年後には 4.3％ に増加することが示されており、骨に長期間残存して作用を示す。したがって、侵襲的歯科手術の前の短い期間だけ注射用 BP 製剤を休薬しても BRONJ の発生予防にどれほどの効果があるのかは不明である。また現時点では休薬により BRONJ 発生が低下することを示すエビデンスは得られていない。ただ BP 製剤は骨を吸収中の破骨細胞には取り込まれてアポトーシスを誘導するが、骨髄中で起こっている血液幹細胞からの破骨細胞形成には直接影響を及ぼさず、新しい破骨細胞の形成は持続する。投与中止により BP 製剤の骨への追加蓄積を止めれば、新たに形成された破骨細胞により骨吸収が徐々に回復して行く可能性があるので、ある程度

BRONJ の発生予防につながると期待される。

　注射用 BP 製剤を投与されている患者はほとんどがん患者であり、骨転移に伴って高カルシウム血症、骨痛、病的骨折などを併発する可能性が高いので原則的には BP 製剤を休薬することは困難である。しかもがん患者では口腔清掃が十分に行えないために口腔内衛生状態が悪く、BP 製剤投薬期間、投薬量にかかわらず侵襲的歯科治療後に ONJ が発生する確率が高い。したがって注射用 BP 製剤投与中患者の場合はできる限り侵襲的歯科治療を避ける努力をすべきである。う蝕歯や動揺の強い歯牙による激しい痛み、摂食困難などの問題が生じ、どうしても侵襲的歯科治療が避けられない事態が起こりうるが、その場合でも原則的には BP は休薬せずに歯科治療を進める。このような状況下で、侵襲的歯科処置に踏み切る場合は BRONJ 発症の可能性に関して患者に十分に説明し、インフォームドコンセントを得ておき、また主疾患治療医と歯科医とが密に連携し、術前に歯石の除去および抗菌薬や口内洗浄剤の使用による予防策、ならびに BRONJ が発生した場合の法的問題も念頭においたうえで対応策を立てておくことが重要である。一方、骨転移に対する治療が成功し、骨合併症のリスクが低い状況では、患者に BP を中止することのリスクを説明し、一旦中止することもあり得る。

　ヨーロッパ骨髄腫ネットワークは BP 製剤治療を受けている多発性骨髄腫患者において ONJ が発生した場合は一時休薬し、骨髄腫が再燃し始めたら BP 製剤を再開するとの方針を提唱している[176]。

3. BRONJ と骨形成不全症の小児患者

Ⅰ型コラーゲン遺伝子の変異による骨形成不全症（Osteogenesis Imperfecta; OI）は、骨量の低下や骨質の劣化による骨折を繰り返す先天性疾患である[177]。治療にはパミドロネートの静注が有効であることが示されているが、これらの OI 小児患者に歯科治療、例えば乳歯の抜歯などが必要となった場合の BRONJ 発生が懸念される。しかしながら、現時点では OI 小児患者において抜歯を含む外科的歯科治療を行った場合に BRONJ の発生を認めたケースは報告されていない[178-180]。OI の小児で BRONJ が見られない理由としては、年齢、乳歯と永久歯の違い、顎骨の代謝活性や免疫機能の違い、歯周病や骨粗鬆症などの合併症がない、あるいは口腔内の菌叢の違いなどが推察される。

4. 骨粗鬆症に対する BP 製剤投与予定患者

骨粗鬆症治療のために経口 BP 製剤を服用する予定の患者で、歯科治療が適切に行われており、口腔衛生状態が良好に保たれている場合は特に投与を延期する必要はなく定期観察を行うだけでよい。しかし、投与中の抜歯や外科的処置を回避するために、禁煙、アルコール摂取制限、ならびに口腔衛生状態を良好に維持することなどが重要であることを患者に指導する。もし、抜歯などの外科的侵襲処置が必要である場合は、外科的処置後の創傷治癒が完全に確認されるまで経口 BP 製剤の投与開始は延期するのが望ましい。

5. 骨粗鬆症に対する BP 製剤投与中患者

　基本的には、BRONJ を防ぐ最善の方法は口腔衛生状態を良好に保つことと、定期的な歯科健診を含めた口腔ケアが重要であり、患者教育・指導が最優先となることは同様である。注射用 BP 製剤に比較して経口 BP 製剤は腸管からの吸収率が低いこともあって、BRONJ 報告発生頻度はきわめて低いとされている。したがって経口 BP 製剤投与中の骨粗鬆症患者において侵襲的な歯科処置が必要になった場合には注射用 BP 製剤の場合のような厳密な対応は必要がないかもしれない。

(1) 経口 BP 製剤の休薬

　これまでの報告を総合すると[103, 142]、経口 BP 製剤服用患者において ONJ 発生率が高まるのが服用 3 年前後（Marx らは経口 BP では平均 3 年[142]、Mavrokokki らは平均 2 年としている[103]）とされている。したがって、服用期間 3 年を目安として、それより服用期間が短い場合と、長い場合とで対応は異なる。また全身的、あるいは局所的リスクファクターがある場合と、ない場合とでも対応は異なってくる。

a. 経口 BP 製剤投与期間が 3 年未満、かつリスクファクターがない場合

　歯科処置の延期・中止や経口 BP 製剤休薬の必要はないが、広範囲にわたる骨の外科処置やインプラントの埋入は BRONJ の発生リスクが高くなるので、治療計画を注意深く検討する。

b. 経口 BP 投与期間が 3 年未満であるが、リスクファクターが存在する場合、あるいは投与期間が 3 年以上の場合

　歯科医側は、BRONJ 発生抑制効果は不明としても、歯科治療前の一定期間 BP 製剤の休薬を要求するであろうし、一方、医師側は骨折リスクを考え、休薬はできるだけ避けたいところである。このような場合は、休薬による骨折リスクの増加、侵襲的歯科治療の必要性、休薬せずに侵襲的歯科治療を行った場合の BRONJ 発生のリスク、不幸にして BRONJ が発生し、法的問題が起きた場合の対応などについて医師と歯科医とが事前に話し合って方針を決めるしかない。また休薬せずに ONJ が発生した場合と、休薬して ONJ が発生した場合とで患者に与える心理的影響についても考慮しておく必要がある。休薬できる場合に、どれくらいの期間 BP 製剤の投与を中断するのが適切かについてはコンセンサスが得られていないが、BP 製剤の休薬期間が長いほど BRONJ 発生率が下がるとの報告が見られる[86]。理論的には BP を含む古い骨の吸収が完了し、BP を全く含まない新しい骨が形成されるまでの骨リモデリングの期間を考えると、少なくとも 3 か月間程度の BP 製剤投与中止が適当と考えられる。

　次頁図 11 に歯科治療と経口 BP 製剤の休薬に関しての本委員会の見解を示す。

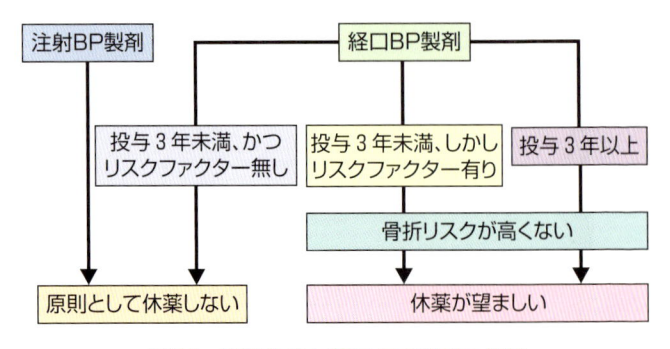

図11 歯科治療と経口 BP 製剤の休薬

(2) 抜歯後の経口 BP 製剤投与再開

　治療による損傷を受けた骨の十分な骨性治癒には通常 2～3 か月を要するので、その間は BP 製剤投与を再開しないことが望ましい。主疾患の状況により再開を急ぐ必要がある場合は、抜歯窩とその周囲に炎症症状がないことを確認のうえ、抜歯部位の上皮化が完了する抜歯後 2～3 週頃より BP 製剤投与を再開しても問題はないと思われる。

Ⅷ. BRONJ の治療方針

1. 治療のゴール

BRONJ の治療の最終的な目標は以下に集約される。
(1) 骨壊死の進行を最小限に抑制する。
(2) 疼痛や知覚異常の緩和、軟組織または硬組織の感染のコントロールに努め、患者の QOL を保護する。
(3) 患者教育および経過観察を頻繁に行い、口腔内清掃を徹底する。

2. BRONJ の治療

治療は表5(25頁)に挙げた BRONJ のステージに基づいて行う。

(1) **注意期:骨露出 / 壊死は認めないが、下顎オトガイ部の知覚異常(Vincent 症状)、口腔内瘻孔形成、深い歯周ポケット、または単純Ⅹ線写真で骨溶解病変を認める。**
　注射用または経口 BP 製剤の投与を受けているが顎骨の露出、壊死を認めない患者に対しては特に治療を行う必要はない。しか

し、BRONJ発生のリスクやその症状について患者教育を行い、定期的歯科検診および予防処置を通して口腔衛生状態を良好に保つ。

　抗菌性洗口剤の使用、瘻孔、あるいは歯周ポケットに対する洗滌、局所的な抗菌薬の塗布、注入などによる経過観察を主とした保存療法を行う。外科的治療の適応ではない。

(2)　**ステージ 1：骨露出 / 壊死を認めるが無症状。単純X線写真で骨溶解を認める。**

　基本的には注意期と同様の治療法になり、抗菌性洗口剤の使用、骨露出 / 壊死部の洗滌、抗菌薬の塗布などによる経過観察を主とした保存療法を行う。外科的治療の適応ではない。

(3)　**ステージ 2：骨露出 / 壊死を認め、疼痛、排膿などの炎症症状を伴う。単純X線写真で骨溶解を認める。**

　抗菌性洗口剤と抗菌薬との併用が有効であることが報告されている[89, 100, 181-183]。病巣の細菌培養検査と、抗菌薬感受性テストを行う。細菌培養検査により *Actinomyces* 菌種が分離された場合は選択する抗菌薬を吟味する。難治症例では併用抗菌薬療法、長期抗菌薬療法または連続静注抗菌薬療法が必要になる。カナダ口腔顎顔面外科学会は3週間の抗菌薬治療を提唱している[157]。

(4)　**ステージ 3：ステージ 2 に加えて、口腔外瘻孔の形成、遊離腐骨や病的骨折を認め、単純X線写真で下顎下縁に及ぶ骨融解を伴う。**

　骨髄炎または放射線骨壊死に対して用いられている既存の外科治療法では効果が得にくい。外科的掻爬は壊死骨を除去するとい

う意味である程度の効果は期待でき、特に軟組織に悪影響を及ぼす壊死骨は掻爬すべきであるが、新たに正常骨を露出しない最小限の範囲で行う。外科的掻爬または腐骨除去と抗菌薬投与の併用により長期的な症状緩和が得られ、急性感染および疼痛が消失する。遊離した腐骨片は正常骨を露出させずに除去する。露出/壊死骨内の歯に症状が見られる場合は、抜歯により壊死領域が増悪する可能性が低いので抜歯する。

ステージ3のBRONJ患者では、経口摂取の障害による栄養不良が予測されるため、栄養補助剤または点滴による栄養状態の維持を忘れてはならない。

BRONJ患者に歯科手術を行うことは新たな露出壊死骨が生じる恐れがあるためできるだけ避けるべきである。しかし、下顎骨の病的骨折を伴うケース、あるいは洗滌、抗菌薬に反応せず持続的な感染源となっている壊死骨が広範囲に及ぶケースに対しては、辺縁切除、あるいは区域切除を施行する。前向き試験により、洗浄と抗菌薬などの保存的治療に反応しないケースにおいては外科的切除療法が有効であることが報告されている[181]。経口BP製剤に関連するONJではこれらの外科的切除術の成功率は比較的高く、一方静注BP製剤に関連するONJでは術後の経過はやや予測しにくいようである[182]。また術後感染に十分注意しながら、再建プレートと、場合によっては筋皮弁を用いた即時再建も考慮する[183]。ただ、BP製剤による骨リモデリングの異常が再建プレートの定着に障害を及ぼす可能性が高いことを認識しておく必要がある。

(5) 高圧酸素療法

高圧酸素(Hyperbaric oxygen; HBO)は外科的治療や抗菌薬

投与を補助し、効果的に創傷治癒を促進する療法であり、口腔外科領域では20年以上前から放射線顎骨壊死、あるいは慢性顎骨骨髄炎の治療にしばしば用いられて来た[184]。古典的にはHBOは酸素勾配を作ることにより、低酸素で弱められた白血球の病原体殺傷能力をたかめ治癒を促進すると考えられていた。また最近の研究によりHBOはそのような作用の他に、反応性酸素種（Reactive oxygen species; ROS）および反応性窒素種（Reactive nitrogen species; RNS）を生成し、創傷治癒に重要な細胞内シグナルを活性化することが明らかにされている[184]。BRONJの大きな原因の一つは破骨細胞の阻害であり、破骨細胞の分化、機能および寿命は反応性酸素に感受性のシグナル分子によって制御されていることから、BRONJに対してHBOが治療効果を示す可能性が考えられる。しかしながら、BRONJに対するHBOの治療効果については結果が分かれており、現時点ではその有効性に関して結論が得られていない。ただ、近年BRONJの病態への理解が深まり、それに応じたHBO療法の改良などによりHBOの歯肉改善作用や疼痛緩和効果などが報告され始めている。したがって、設備が整っているのであればBRONJに対する外科的治療の補助として、単独ではなく、HBOを併用することは適切であろう。現在BRONJに対するHBOの効果を検討する前向き臨床試験が進行中であり、その結果が待たれる[184]。

⑹　その他の治療法

症例数は少ないが、リコンビナント副甲状腺ホルモン関連タンパク質（Parathyroid hormone‐related protein; PTH‐rP）（1-34）の皮下注射によりBRONJが改善したとの報告がある[185]。またプロテアソームの阻害剤で多発性骨髄腫に効果を示す

Bortezomib が BRONJ にも効果を示したという興味深い結果も報告されている[186]。

3. BRONJ が発症した患者の BP 製剤投与について

(1) 悪性腫瘍に対する注射用 BP 製剤投与患者

　がん患者、あるいは悪性腫瘍に伴う高カルシウム血症あるいは骨痛や病的骨折リスクの高い患者が注射用 BP 製剤から受ける恩恵は非常に大きい。したがって、リスクが高い患者に対しては注射用 BP 製剤による治療の継続を優先する。リスクの低い患者で、主疾患の状態が許すのであれば BP 製剤の投与中止を検討する。長期的には BRONJ の進行を防ぐとともに症状を緩和し、別の部位で BRONJ が発生しないように努める。最近の報告では、6か月以上 BP 製剤の投与を中止した BRONJ 60 症例のうち、7 症例にのみ BRONJ 症状の改善が認められたとの結果が示されている[157]。また T. Van den Wyngaert ら[187]は、33 例の BRONJ 患者中 25 例（76％）に BP 製剤投与を中止した場合に、53％が顎骨露出治癒、37％が不変、10％が進行したと報告している。また治癒の予後と相関する因子として、BP 製剤投与期間（ハザードレイシオ（HR）0.42）、ステージ（ステージ2：HR 0.22、ステージ3：HR 0.084）、BRONJ 前の化学療法（HR 0.48）をあげている。しかしながら BP 製剤投与中止（HR 1.11）は予後に影響しなかったと報告している。これらの結果からも、注射用 BP 製剤投与患者ではあくまで主疾患の治療を優先することを念頭において休薬を検討すべきであろう。

⑵ **骨粗鬆症に対する BP 製剤投与患者**

　骨粗鬆症の病状が許すのであれば BP 製剤投与を一時的に中止するか、または BP 製剤以外の薬剤への変更が推奨される。経口 BP 製剤の中止が腐骨の自然遊離、排出、あるいは掻爬後の症状改善に効果があったとの報告も見られる[86]。

IX. 医師、歯科医師 および薬剤師の連携

　BRONJ は BP 製剤による治療を進めているがん患者、あるいは骨粗鬆症患者に発症する。BRONJ は自然、または歯科治療後に顎骨に発症するので歯科医 / 口腔外科医が予防、診断、治療、予後観察に深く関与する。BRONJ に適切に対応するには医師と歯科医 / 口腔外科医の密接な連携が要求される。その他にも看護師、薬剤師、歯科衛生士、歯科技工士の協力によるチーム医療体制を築いておかなければならない。医師と歯科医 / 口腔外科医は以下の項目について協議を進めながら連携して BRONJ に対応することが望まれる：

◇　医師は、がん患者、あるいは骨粗鬆症患者に対して BP 製剤治療を行う場合には、BRONJ が発生する可能性を念頭に置き、歯科での口腔清掃と並行して BP 製剤治療を進める。また、必要に応じて患者に対して説明できるよう口の構造 / 機能、歯科治療の意義、手技を理解する。

◇　歯科医師は、患者の主疾患の病態、病状、ならびに BP 製剤の薬物としての有用性、作用機序などを十分理解し、また BRONJ の病態や発生頻度を正確に把握した上で、必要以上に BRONJ を恐れず非侵襲的保存的歯科治療を進める。

◇　薬剤師は、骨粗鬆症による骨折や寝たきりに対する BP 製剤

の優れた効果、経口 BP 製剤では発生頻度がきわめて低いこと、口腔清掃によりある程度予防できること、壊死ではなく骨髄炎と説明する。

◇ 患者の強い要望、あるいは患者の QOL 維持の観点から侵襲的歯科処置が不可避となった場合、医師は主疾患の病状と BRONJ 発生のリスクについて、また歯科医／口腔外科医は BRONJ 発生のリスク、病態、経過、ならびに予後について患者に十分に説明し、インフォームドコンセントを得た上で処置に踏み切る。また医師と歯科医師は BRONJ が発生した場合を想定して、その処置、対応を協議しておく。

◇ 侵襲的歯科処置を進めるにあたって、医師と歯科医／口腔外科医は BP 製剤休薬の必要性、BP 製剤休薬の可否、BP 製剤投与量、投与法の変更の可能性などについて協議し、妥協点を見出しておく。

◇ BP 製剤を休薬する場合には、医師と歯科医／口腔外科医が術前に休薬開始時期および期間について協議、決定しておく。また医師は主疾患に対し BP 製剤以外の薬剤による治療の可能性を探る。

◇ BP 製剤が休薬できない場合は、医師は歯科治療後の BRONJ 発生の可能性、その病態、症状、経過、予後などについて患者に十分説明し、インフォームドコンセントを得ておく。歯科医／口腔外科医は処置前の口腔内清掃、ならびに処置前、処置中、処置後の抗菌薬投与の検討など、BRONJ 発生予防処置を徹底して行う。

◇ 歯科医は、歯科治療に際しては感染しないように細心の注意を払いながら、術創を不必要に拡大しないよう丁寧に治療を進める。

◇ 処置後の BP 製剤投薬再開については、注意深い処置創の治癒経過、ならびに主疾患の病状を観察しつつ、医師と歯科医／口腔外科医の協議によりその時期を決定する。

◇ BRONJ 発生により医師／歯科医と患者との間に法的問題が発生する場合もあり得るので、その対応策を協議、検討しておく。

X．今後の展望

　BRONJ が報告され始めた当初は、その機序、病態、治療法などほとんど不明であり、医師も歯科医も適切な対応に苦慮した。機序、特に BP が ONJ 発生にどのように関与するのかは依然として不明であるが、多くの BRONJ の症例報告の蓄積によりおぼろげながらその病態と対応法が浮かびあがってきている。中でも BP 製剤投与前、あるいは投与中に口腔内清掃の重要性に関する患者教育と、歯科での徹底した口腔清掃や抗菌剤の事前投与の検討を行うことにより、歯科治療後の BRONJ 発生頻度が有意に低下することが判明し、口腔内細菌の感染が BRONJ 発生に密接に関与することが明らかになりつつある。また医師も BRONJ の発生の可能性を念頭において BP 製剤投与を慎重に計画するようになってきている。こういった臨床経験に裏付けられた結果の報告が集積してきているので、今後はこれまでのような重篤な BRONJ 発生は減少していくと期待される。もちろん体系的な前向き大規模臨床試験を基盤とする明確なデータにより、BRONJ の病態、処置法などが検討されるべきであるが、骨粗鬆症の治療において BP 製剤の使用が一般化している現時点では、BP 製剤を使用しない骨粗鬆症患者を含む前向き大規模臨床試験を行うことは不可能である。また BRONJ は、経口 BP 製剤の

場合発生頻度が非常に低いため、統計処理に裏付けられたデータを得るだけの症例数を確保することもきわめて困難である。そのためBRONJの病態解析や処置法に関してはあくまで臨床経験から導かれる仮説の域を出ない。

　BRONJの発生においてBPがどのように関与するのかは明らかではない。最近、BPと同様に破骨細胞による骨吸収を阻害し、がん患者の骨転移や骨粗鬆症患者において優れた効果を示すdenosumabの治療を受けているがん患者においてONJが発生したとの結果が報告された[188]。またdenosumabの製造元であるAmgen社はそのプレスリリースにおいて、denosumabはゾレドロン酸と同じ程度の頻度でONJを発生させたと報告している。Denosumabは破骨細胞の形成、あるいは破骨細胞による骨吸収に必須のサイトカインであるRANKL（receptor activator of nuclear factor-kappaB ligand）に対する完全ヒト型中和抗体であり、BPとは異なる作用機序により骨吸収を抑制する。これらの報告は、破骨細胞による骨吸収を阻害することがONJの発生につながることを示唆する。つまり、BRONJにおいてはBP自体に問題があるのではなく、骨吸収を抑制することがBRONJの発生にかかわっているとの推測が成り立つ。したがって今後開発される新しい薬剤も含めて、骨吸収抑制剤の投与は慎重に進められなければならない。

　2003年にMarxが報告して以来、壊死という語句が一般的に使われているが、組織学的にBRONJの顎骨を広範に調べると、壊死骨以外にも骨髄炎を呈する部位、その周囲に骨硬化を示す部位や破骨細胞が多数出現している部位などが混在しており[131]、顎骨壊死と断定的に呼ぶには疑問が残る。Wimalawansaは[189]顎骨に見られる骨病変はおそらく感染と免疫低下に起因するので、

骨髄炎と呼ぶ方が適切であると提唱している。病名を告げる際にも、壊死というより炎症であるとする方が患者にも受け入れられ易いと思われる。顎骨壊死という病名が病態を適切に反映しているかは今後の検討に委ねなければならない。

　最後に、このポジションペーパーは体系的な無作為前向き臨床研究、あるいは確固とした実験データに基づいて記述されたものではなく、文献に報告された多くのBRONJ症例から得られた経験、観察、推測を委員会の提言としてまとめたものであり、Evidence-based Medicineを提示するものではないことをご承知いただきたい。

謝辞

　本論文の作成にあたって、大阪大学大学院歯学研究科口腔分子免疫制御学講座生化学教室秘書の徳丸晴世嬢の補助に謝意を表します。

引用文献

1. Russell RG, Xia Z, Dunford JE, Oppermann U, Kwaasi A, Hulley PA, Kavanagh KL, Triffitt JT, Lundy MW, Phipps RJ, Barnett BL, Coxon FP, Rogers MJ, Watts NB, Ebetino FH (2007) Bisphosphonates: an update on mechanisms of action and how these relate to clinical efficacy. Ann N Y Acad Sci 1117: 209-257
2. Fleisch H, Reszka A, Rodan G, Rogers M (2002) Bisphosphonates: Mechanisms of action. In Principles of Bone Biology (Bilezikian JP, Raisz LG, Rodan GA eds), 2nd ed, Academic Press, San Diego, 1361-1385
3. Roelofs AJ, Thompson K, Gordon S, Rogers MJ (2006) Molecular mechanisms of action of bisphosphonates: current status. Clin Cancer Res 12: 6222-6230
4. Reid IR, Bolland MJ, Grey AB (2007) Is bisphosphonate-associated osteonecrosis of the jaw caused by soft tissue toxicity? Bone 41: 318-320
5. Landesberg R, Cozin M, Cremers S, Woo V, Kousteni S, Sinha S, Garrett-Sinha L, Raghavan S (2008) Inhibition of oral mucosal cell wound healing by bisphosphonates. J Oral Maxillofac Surg 66: 839-847
6. Giraudo E, Inoue M, Hanahan D (2004) An amino-bisphosphonate targets MMP-9- expressing macrophages and angiogenesis to impair cervical carcinogenesis. J Clin Invest 114: 623-633
7. Landesberg R, Eisig S, Fennoy I, Siris E (2009) Alternative indications for bisphosphonate therapy. J Oral Maxillofac Surg 67: 27-34
8. Rubegni P, Fimiani M (2006) Images in clinical medicine. Bisphosphonate-associated contact stomatitis. N Engl J Med 355: e25
9. Cummings SR, Schwartz AV, Black DM (2007) Alendronate and atrial fibrillation. N Engl J Med 356: 1895-1896
10. Lenart BA, Lorich DG, Lane JM (2008) Atypical fractures of the femoral diaphysis in postmenopausal women taking alendronate. N Engl J Med 358: 1304-1306
11. Marx RE (2003) Pamidronate (Aredia) and zoledronate (Zometa) induced avascular necrosis of the jaws: a growing epidemic. J Oral

Maxillofac Surg 61: 1115-1117
12. Wysowski DK (2009) Reports of esophageal cancer with oral bisphosphonate use. N Engl J Med 360: 89-90
13. Fujiwara S, Kasagi F, Masunari N, Naito K, Suzuki G, Fukunaga M (2003) Fracture prediction from bone mineral density in Japanese men and women. J Bone Miner Res 18: 1547-1553
14. Yoshimura N, Suzuki T, Hosoi T, Orimo H (2005) Epidemiology of hip fracture in Japan: incidence and risk factors. J Bone Miner Metab 23 Suppl: 78-80
15. Hagino H, Furukawa K, Fujiwara S, Okano T, Katagiri H, Yamamoto K, Teshima R (2009) Recent trends in the incidence and lifetime risk of hip fracture in Tottori, Japan. Osteoporos Int 20: 543-548
16. Cauley JA, Thompson DE, Ensrud KC, Scott JC, Black D (2000) Risk of mortality following clinical fractures. Osteoporos Int 11: 556-561
17. Muraki S, Yamamoto S, Ishibashi H, Nakamura K (2006) Factors associated with mortality following hip fracture in Japan. J Bone Miner Metab 24: 100-104
18. Sakamoto K, Nakamura T, Hagino H, Endo N, Mori S, Muto Y, Harada A, Nakano T, Yamamoto S, Kushida K, Tomita K, Yoshimura M, Yamamoto H (2006) Report on the Japanese Orthopaedic Association's 3-year project observing hip fractures at fixed-point hospitals. J Orthop Sci 11: 127-134
19. Marcus R, Wong M, Heath H, 3rd, Stock JL (2002) Antiresorptive treatment of postmenopausal osteoporosis: comparison of study designs and outcomes in large clinical trials with fracture as an endpoint. Endocr Rev 23: 16-37
20. Matsumoto T, Hagino H, Shiraki M, Fukunaga M, Nakano T, Takaoka K, Morii H, Ohashi Y, Nakamura T (2009) Effect of daily oral minodronate on vertebral fractures in Japanese postmenopausal women with established osteoporosis: a randomized placebo-controlled double-blind study. Osteoporos Int 20: 1429-1437
21. 折茂 肇 骨粗鬆症の予防と治療ガイドライン 2006. 1ed. 東京:ライフサイエンス出版㈱. 2007
22. Lyles KW, Colo-Emeric CS, Magaziner JS, Adachi JD, Pieper CF, Mautalen C, Hyldstrup L, Recknor C, Nordsletten L, Moore KA, Lavecchia C, Zhang J, Mesenbrink P, Hodgson PK, Abrams K, Orloff

JJ, Horowitz Z, Eriksen EF, Boonen S for the HORIZON Recurrent Fracture Trial (2007) Zoledronic acid in reducing clinical fracture and mortality after hip fracture. N Engl J Med 357: nihpa 40967
23. Black DM, Schwartz AV, Ensrud KE, Cauley JA, Levis S, Quandt SA, Satterfield S, Wallace RB, Bauer DC, Palermo L, Wehren LE, Lombardi A, Santora AC, Cummings SR; FLEX Research Group (2006) Effects of continuing or stopping alendronate after 5 years of treatment the Fracture Intervention Trial Long-term Extension (FLEX): a randomized trial. JAMA 296: 2927-2938
24. Curtis JR, Westfall AO, Cheng H, Delzell E, Saag KG (2008) Risk of hip fracture after bisphosphonate discontinuation: implications for a drug holiday. Osteoporos Int 19: 1613-1620
25. McClung MR, Geusens P, Miller PD, Zippel H, Bensen WG, Roux C, Adami S, Fogelman I, Diamond T, Eastell R, Meunier PJ, Reginster JY (2001) Effect of risedronate on the risk of hip fracture in elderly women. N Engl J Med 344: 333-340
26. Cranney A, Tugwell P, Adachi J, Weaver B, Zytaruk N, Papaioannou A, Robinson V, Shea B, Wells G, Guyatt G, Osteoporosis Methodology Group and The Osteoporosis Research Advisory Group (2002) Meta-analyses of therapies for postmenopausal osteoporosis. III. Meta-analysis of risedronate for the treatment of postmenopausal osteoporosis. Endocr Rev 23: 517-523
27. Cranney A, Wells G, Willan A, Griffith L, Zytaruk N, Robinson V, Black D, Adachi J, Shea B, Tugwell P, Guyatt G, Osteoporosis Methodology Group and The Osteoporosis Research Advisory Group (2002) Meta-analyses of therapies for postmenopausal osteoporosis. II Meta-analysis of alendronate for the treatment of postmenopausal women. Endocr Rev 23: 508-516
28. Papapoulos SE, Quandt SA, Liberman UA, Hochberg MC, Thompson DE (2005) Meta-analyses of the efficacy of alendronate for the prevention of hip fractures in postmenopausal womn. Osteoporosis Int 16: 468-474
29. Nevitt MC, Thompson DE, Black DM, Rubin SR, Ensrud K, Yates AJ, Cummings SR (2000) Effect of alendronate on limited-activity days and bed-disability days caused by back pain in postmenopausal women with existing vertebral fractures. Arch Intern Med 160: 77-85

30. Sawka AM, Papaioannou A, Adachi JD, Gafni A, Hanley DA, Thabane L (2005) Does alendronate reduce the risk of fracture in men? : a meta-analysis incorporating prior knowledge of anti-fracture efficacy in women. BMC Musculoskelet Disord 6: 39
31. Khan AA, Bilezikian JP, Kung AW, Ahmed MM, Dubois SJ, Ho AY, Schussheim D, Rubin MR, Shaikh AM, Silverberg SJ, Standish TI, Syed Z, Syed ZA (2004) Alendronate in primary hyperparathyroidism: a double blind, randomized placebo- controlled trial. J Clin Endocrinol Metab 89: 3319-3325
32. Sato Y, Iwamoto J, Kanoko T, Satoh K (2005) Risedronate sodium therapy for prevention of hip fracture in men 65 years or older after stroke. Arch Intern Med 165: 1743-1748
33. Sato Y, Kanoko T, Satoh K, Iwamoto J (2005) The prevention of hip fracture with risedronate and ergocalciferol plus calcium supplementation in elderly women with Alzheimer disease. A randomized controlled trial. Arch Intern Med 165: 1737-1742
34. Sato Y, Iwamoto J, Kanoko T, Satoh K (2006) Alendronate and vitamin D_2 for prevention of hip fracture in Parkinsons disease. A randomized controlled trial. Mov Disord 21: 924-929
35. Keegan TH, Schwartz AV, Bauer DC, Sellmeyer DE, Kelsey JL (2004) Effect of alendronate on bone mineral density and biochemical markers of bone turnover in type 2 diabetic women. The fracture intervention trial. Diabetic Care 27: 1547-1553
36. Maugeri D, Panebianco P, Rosso D, Calanna A, Speciale S, Santangelo A, Rizza I, Motta M, Lentini A, Malaguarnera M (2002) Alendronate reduces the daily consumption of insulin (DCI) in patients with senile type 1 diabetes and osteoporosis. Arch Gerontol Geriatr 34: 117-122
37. Koshiyama H, Nakamura Y, Tanaka S, Minamikawa J (2000) Decrease in carotid intima-media thickness after 1-year therapy with etidronate for osteopenia with type 2 diabetes. J Clin Endocrinol Metab 85: 2793-2796
38. Steinbuch M, D'Agostino RB, Mandel JS, Gabrielson E, McClung MR, Stemhagen A, Hofman A (2002) Assessment of mortality in patients enrolled in a risedronate clinical trial program: a retrospecive cohort study. Regul Toxicol Pharmacol 35: 320-326
39. Luckish A, Cernes R, Boaz M, Gavish D, Matas Z, Fux A,

Shargorodsky M (2008) Effect of long-term treatment with risedronate on arterial compliance in osteoporotic patients with cardiovascular risk factors. Bone 43: 279-283

40. Ryan CW, Huo D, Demers LM, Beer TM, Lacerna LV (2006) Zoledronic acid initiated during the first year of androgen deprivation therapy increases bone mineral density in patients with prostate cancer. J Urol 176: 972-978

41. Greenspan SL, Nelson JB, Trump DL, Resnick NM (2007) Effect of once-weekly oral alendronate on bone loss in men receiving androgen deprivation therapy for prostate cancer: a randomized trial. Ann Intern Med 146: 416-424

42. Delmas PD, Meunier PJ (1997) The management of Pagets disease of bone. N Engl J Med 336: 558-566

43. Glorieux FH, Bishop NJ, Plotkin H, Chabot G, Lanoue G, Travers R (1998) Cyclic administration of pamidronate in children with severe osteogenesis imperfecta. N Engl J Med 339: 947-952

44. Plotkin H, Rauch F, Bishop NJ, Montpetit K, Ruck-Gibis J, Travers R, Glorieux FH (2000) Pamidronate treatment of severe osteogenesis imperfecta in children under 3 years of age. J Clin Endocrinol Metab 85: 1846-1850

45. 田中弘之、田中敏章、神崎晋 (2006). 骨形成不全症の診療ガイドライン 日小児会誌 110, 1468-1471

46. Cauley JA, Robbins J, Chen Z, Cummings SR, Jackson RD, LaCroix AZ, LeBoff M, Lewis CE, McGowan J, Neuner J, Pettinger M, Stefanick ML, Wactawski-Wende J, Watts NB; Women's Health Initiative Investigators (2003) Effects of estrogen plus progestin on risk of fracture and bone mineral density: the Women's Health Initiative randomized trial. JAMA 290: 1729-1738

47. Nakamura T, Imai Y, Matsumoto T, Sato S, Takeuchi K, Igarashi K, Harada Y, Azuma Y, Krust A, Yamamoto Y, Nishina H, Takeda S, Takayanagi H, Metzger D, Kanno J, Takaoka K, Martin TJ, Chambon P, Kato S (2007) Estrogen prevents bone loss via estrogen receptor alpha and induction of Fasligand in osteoclasts. Cell 130: 811-23

48. Writing Group on Osteoporosis for the British Menopause Society Council, Al-Azzawi F, Barlow D, Hillard T, Studd J, Williamson J, Rees M (2007) Prevention and treatment of osteoporosis in women. Menopause Int, Dec 13: 178-181

49. Krum SA, Miranda-Carboni GA, Hauschka PV, Carroll JS, Lane TF, Freedman LP, Brown M (2008) Estrogen protects bone by inducing Fas ligand in osteoblasts to regulate osteoclast survival. EMBO J 27: 535-545
50. 折茂肇、山本逸雄、太田博明、岸本英彰、白木正孝、広田孝子、細井孝之、山口朗、楊鴻生．骨粗鬆症に治療(薬物療法)に関するガイドライン．1998. ライフサイエンス出版 75-76. 1998
51. Pines A, Sturdee DW, Birkhauser MH, de Villiers T, Naftolin F, Gompel A, Farmer R, Barlow D, Tan D, Maki P, Lobo R, Hodis H International Menopause Society (2008) HRT in the early menopause: scientific evidence and common perceptions. Climacteric 11: 267-272
52. 長寿科学研究総合事業アンケート調査 2007
53. 森脇昭介 骨転移の病理．In: 骨転移-病態、診断、治療．．京都：金芳堂. 33. 1995
54. Yoneda T, Hiraga T (2005) Crosstalk between cancer cells and bone microenvironment in bone metastasis. Biochem Biophys Res Commun 328: 679-687
55. Hortobagyi GN, Theriault RL, Lipton A, Porter L, Blayney D, Sinoff C, Wheeler H, Simeone JF, Seaman JJ, Knight RD, Heffernan M, Mellars K, Reitsma DJ (1998) Long-term prevention of skeletal complications of metastatic breast cancer with pamidronate. Protocol 19 Aredia Breast Cancer Study Group. J Clin Oncol16: 2038-2044
56. Coleman RE, Major P, Lipton A, Brown JE, Lee KA, Smith M, Saad F, Zheng M, Hei YJ, Seaman J, Cook R (2005) Predictive value of bone resorption and formation markers in cancer patients with bone metastases receiving the bisphosphonate zoledronic acid. J Clin Oncol 23: 4925-4935
57. Berenson JR, Lichtenstein A, Porter L, Dimopoulos MA, Bordoni R, George S, Lipton A, Keller A, Ballester O, Kovacs MJ, Blacklock HA, Bell R, Simeone J, Reitsma DJ, Heffernan M, Seaman J, Knight RD (1996) Efficacy of pamidronate in reducing skeletal events in patients with advanced multiple myeloma. Myeloma Aredia Study Group. N Engl J Med 334: 488-493
58. Rosen LS, Gordon DH, Dugan W Jr, Major P, Eisenberg PD, Provencher L, Kaminski M, Simeone J, Seaman J, Chen BL, Coleman RE (2004) Zoledronic acid is superior to pamidronate for the treat-

ment of bone metastases in breast carcinoma patients with at least one osteolytic lesion. Cancer 100: 36-43
59. Kohno N, Aogi K, Minami H, Nakamura S, Asaga T, Iino Y, Watanabe T, Goessl C, Ohashi Y, Takashima S (2005) Zoledronic acid significantly reduces skeletal complications compared with placebo in Japanese women with bone metastases from breast cancer: a randomized, placebo-controlled trial. J Clin Oncol, 23: 3314-3321
60. Rosen LS, Gordon D, Kaminski M, Howell A, Belch A, Mackey J, Apffelstaedt J, Hussein MA, Coleman RE, Reitsma DJ, Chen BL, Seaman JJ (2003) Long-term efficacy and safety of zoledronic acid compared with pamidronate disodium in the treatment of skeletal complications in patients with advanced multiple myeloma or breast carcinoma: a randomized, double-blind, multicenter, comparative trial. Cancer 98: 1735-1744
61. Saad F, Gleason DM, Murray R, Tchekmedyian S, Venner P, Lacombe L, Chin JL, Vinholes JJ, Goas JA, Zheng M; Zoledronic Acid Prostate Cancer Study Group (2004) Long-term efficacy of zoledronic acid for the prevention of skeletal complications in patients with metastatic hormone-refractory prostate cancer. J Natl Cancer Inst 96: 879-882
62. Rosen LS, Gordon D, Tchekmedyian S, Yanagihara R, Hirsh V, Krzakowski M, Pawlicki M, de Souza P, Zheng M, Urbanowitz G, Reitsma D, Seaman JJ (2003) Zoledronic acid versus placebo in the treatment of skeletal metastases in patients with lung cancer and other solid tumors: a phase III, double-blind, randomized trial--the Zoledronic Acid Lung Cancer and Other Solid Tumors Study Group. J Clin Oncol 21: 3150-3157
63. Diel IJ, Solomayer EF, Costa SD, Gollan C, Goerner R, Wallwiener D, Kaufmann M, Bastert G: Reduction in new metastases in breast cancer with adjuvant clodronate treatment. N Engl J Med 339: 357-363, 1998
64. Powles T, Paterson S, Kanis JA, McCloskey E, Ashley S, Tidy A, Rosenqvist K, Smith I, Ottestad L, Legault S, Pajunen M, Nevantaus A, Mannisto E, Suovuori A, Atula S, Nevalainen J, Pylkkanen L (2002) Randomized: placebo-controlled trial of clodronate in patients with primary operable breast cancer. J Clin Oncol 20: 3219-3224

65. Saarto T, Vehmanen L, Virkkunen P, Blomqvist C (2004) Ten-year follow-up of a randomized controlled trial of adjuvant clodronate treatment in node-positive breast cancer patients. Acta Oncol 43: 650-656
66. Gnant M, Mlineritsch B, Schippinger W, Luschin-Ebengreuth G, Pöstlberger S, Menzel C, Jakesz R, Seifert M, Hubalek M, Bjelic-Radisic V, Samonigg H, Tausch C, Eidtmann H, Steger G, Kwasny W, Dubsky P, Fridrik M, Fitzal F, Stierer M, Rücklinger E, Greil R ABCSG-12 Trial Investigators, Marth C (2009) Endocrine therapy plus zoledronic acid in premenopausal breast cancer. N Engl J Med 360: 679-691
67. Hillner BE, Ingle JN, Chlebowski RT, Gralow J, Yee GC, Janjan NA, Cauley JA, Blumenstein BA, Albain KS, Lipton A, Brown S American Society of Clinical Oncology (2003) American Society of Clinical Oncology 2003 update on the role of bisphosphonates and bone health issues in women with breast cancer. J Clin Oncol 21: 4042-4057
68. Kyle RA, Yee GC, Somerfield MR, Flynn PJ, Halabi S, Jagannath S, Orlowski RZ, Roodman DG, Twilde P, Anderson K American Society of Clinical Oncology (2007) American Society of Clinical Oncology 2007 clinical practice guideline update on the role of bisphosphonates in multiple myeloma. J Clin Oncol 25: 2464-2472
69. Chlebowski RT, Chen Z, Cauley JA, Anderson G, Rodabough RJ, McTiernan A, Lane DS, Manson JE, Snetselaar L, Yasmeen S, O'Sullivan MJ, Safford M, Hendrix SL, Wallace RB. (2010) Oral bisphosphonate use and breast cancer incidence in postmenopausal women. J Clin Oncol 28: 3582-90
70. Rennert G, Pinchev M, Rennert HS (2010) Use of bisphosphonates and risk of postmenopausal breast cancer. J Clin Oncol 28: 3577-81
71. Plunkett TA, Smith P, Rubens RD (2000) Risk of complications from bone metastases in breast cancer. implications for management. Eur J Cancer 36: 476-482
72. Brown JE, Thomson CS, Ellis SP, Gutcher SA, Purohit OP, Coleman RE (2003) Bone resorption predicts for skeletal complications in metastatic bone disease. Br J Cancer 89: 2031-2037
73. Van Staa TP, Leufkens HG, Cooper C (2002) The epidemiology of corticosteroid-induced osteoporosis: a meta-analysis. Osteoporos

Int 13: 777-787
74. Van Staa TP, Leufkens HG, Abenhaim L, Zhang B, Cooper C (2000) Oral corticosteroids use and risk of fracture risk; relationship to daily cumulative doses. Rheumatology 39: 1383-1389
75. Van Staa TP, Leufkens HG, Abenhaim L, Zhang B, Cooper C (2000) Use of oral corticosteroids and risk of fracture. J Bone Miner Res 15: 993-1000
76. American College of Rheumatology Task Force on Osteoporosis Guidelines (1996) Recommendations for the prevention and treatment of glucocorticoid-induced osteoporosis. Arthritis Rheum 39: 1791-1801
77. Reid IR (1997) Glucocorticoid osteoporosis- mechanisms and management. Eur J Endocrinol 137: 209-217
78. Cohen S, Levy RM, Keller M, Boling E, Emkey RD, Greenwald M, Zizic TM, Wallach S, Sewell KL, Lukert BP, Axelrod DW, Chines AA (1999) A twelve-month, multicenter, randomized, double-blind, placebo-controlled, parallel-group study. Arthritis Rheum 42: 2309-2318
79. Nawata H, Soen S, Takayanagi R, Tanaka I, Takaoka K, Fukunaga M, Matsumoto T, Suzuki Y, Tanaka H, Fujiwara S, Miki T, Sagawa A, Nishizawa Y, Seino Y (2005) Guidelines on the management and treatment of glucocorticoid-induced osteoporosis of The Japanese Society for Bone and Mineral Research (2004 edition). J Bone Miner Metab 23: 105-109
80. Adachi JD, Bensen WG, Brown J, Hanley D, Hodsman A, Josse R, Kendler DL, Lentle B, Olszynski W, Ste-Marie LG, Tenenhouse A, Chines AA (1997) Intermittent etidronate therapy to prevent corticosteroid-induced osteoporosis. N Engl J Med 337: 382-387
81. Saag KG, Emkey R, Schnitzer TJ, Brown JP, Hawkins F, Goemaere S, Thamsborg G, Liberman UA, Delmas PD, Malice MP, Czachur M, Daifotis AG (1998) Alendronate for the prevention and treatment of glucocorticoid-induced osteoporosis. Glucocorticoid-Induced Osteoporosis Intervention Study Gorup. N Engl J Med 339: 292-299
82. Wallach S, Cohen S, Reid DM, Hughes RA, Hosking DJ, Laan RF, Doherty SM, Maricic M, Rosen C, Brown J, Barton I, Chines AA (2000) Effects of risedronate treatment on bone density and vertebral fracture in patients on corticosteroid therapy. Calcif Tissue Int 67: 277-285

83. Adachi JD, Saag KG, Delmas PD, Liberman UA, Emkey RD, Seeman E, Lane NE, Kaufman JM, Poubelle PE, Hawkins F, Correa-Rotter R, Menkes CJ, Rodriguez- Portales JA, Schnitzer TJ, Block JA, Wing J, McIlwain HH, Westhovens R, Brown J, Melo-Gomes JA, Gruber BL, Yanover MJ, Leite MO, Siminoski KG, Nevitt MC, Sharp JT, Malice MP, Dumortier T, Czachur M, Carofano W, Daifotis A (2001) Two-year effects of alendronate on bone mineral density and vertebral fracture in patients receiving glucocorticoids a randomized, double-blind, placebo-controlled extension trial. Arthritis Rheum 44: 202-211

84. Yoneda T, Hagino H, Sugimoto T, Ota H, Takahashi S, Soen S, Taguchi A, Toyosawa S, Nagata T, Urade M (2010) Bisphosphonate-related osteonecrosis of the jaw: Position paper from the allied task force committee of Japanese Society for Bone and Mineral Research, Osteoporosis Society Japan, Japanese Society of Periodontology, Japanese Society for Oral and Maxillofacial Radiology and Japanese Society of Oral and Maxillofacial Surgeons. J Bone Miner Metab 28: 365-383

85. McCauley LK, Li X (2007) Distinguishing features of the oral cavity and its predisposition to osteonecrosis. J Musculoskelet Neuronal Interact 7: 356-357

86. Marx RE, Cillo JE Jr, Ulloa JJ (2007) Oral bisphosphonate-induced osteonecrosis: risk factors, prediction of risk using serum CTX testing, prevention, and treatment. J Oral Maxillofac Surg 65: 2397-2410

87. Huja SS, Beck FM (2008) Bone remodeling in maxilla, mandible, and femur of young dogs. Anat Rec 291: 1-5

88. Advisory task force on bisphosphonate-related osteonecrosis of the jaws, American Association of Oral and Maxillofacial Surgeons (2007) American Association of Oral and Maxillofacial Surgeons position paper on bisphosphonate-related osteonecrosis of the jaws. J Oral Maxillofac Surg 65: 369-376

89. Ruggiero SL, Dodson TB, Assael LA, Landesberg R, Marx RE, Mehrotra B; American Association of Oral and Maxillofacial Surgeons (2009) American Association of Oral and Maxillofacial Surgeons position paper on bisphosphonate-related osteonecrosis of the jaws-- 2009 update. J Oral Maxillofac Surg 67(5 Suppl): 2-12

90. Almazrooa SA, Woo SB (2009) Bisphosphonate and nonbisphosphonate-associated osteonecrosis of the jaw: a review. J Am Dent Assoc 140: 864-875
91. Yarom N, Fedele S, Lazarovici TS, Elad S (2010) Is exposure of the jawbone mandatory for establishing the diagnosis of bisphosphonate-related osteonecrosis of the jaw? J Oral Maxillofac Surg 68: 705
92. Otto S, Hafner S, Grötz KA (2009) The role of inferior alveolar nerve involvement in bisphosphonate-related osteonecrosis of the jaw. J Oral Maxillofac Surg 67: 589-592
93. Assael LA (2009) Oral bisphosphonates as a cause of bisphosphonate-related osteonecrosis of the jaws: clinical findings, assessment of risks, and preventive strategies. J Oral Maxillofac Surg 67(5 Suppl): 35-43
94. Nusair YM, Younis MH (2007) Prevalence, clinical picture, and risk factors of dry socket in a Jordanian dental teaching center. J Contemp Dent Pract 8: 53-63
95. Woo SB, Hande K, Richardson PG (2005) Osteonecrosis of the jaw and bisphosphonates. N Engl J Med 353: 99-102
96. Hoff AO, Toth BB, Altundag K, Johnson MM, Warneke CL, Hu M, Nooka A, Sayegh G, Guarneri V, Desrouleaux K, Cui J, Adamus A, Gagel RF, Hortobagyi GN (2008) Frequency and risk factors associated with osteonecrosis of the jaw in cancer patients treated with intravenous bisphosphonates. J Bone Miner Res 23: 826-836
97. Wilkinson GS, Kuo YF, Freeman JL, Goodwin JS (2007) Intravenous bisphosphonate therapy and inflammatory conditions or surgery of the jaw: a population-based analysis. J Natl Cancer Inst 99: 1016-1024
98. Boonyapakorn T, Schirmer I, Reichart PA, Sturm I, Massenkeil G (2008) Bisphosphonate-induced osteonecrosis of the jaws: prospective study of 80 patients with multiple myeloma and other malignancies. Oral Oncol 44: 857-869
99. Bamias A, Kastritis E, Bamia C, Moulopoulos LA, Melakopoulos I, Bozas G, Koutsoukou V, Gika D, Anagnostopoulos A, Papadimitriou C, Terpos E, Dimopoulos MA (2005) Osteonecrosis of the jaw in cancer after treatment with bisphosphonates incidence and risk factors. J Clin Oncol 23: 8580-8587
100. Estefania Fresco R, Ponte Fernandez R, Aguirre Urizar JM (2006)

Bisphosphonates and oral pathology II. Osteonecrosis of the jaws: review of the literature before 2005. Med Oral Patol Oral Cir Bucal 11: E456-E461
101. Durie BG, Katz M, Crowley J (2005) Osteonecrosis of the jaw and bisphosphonates. N Engl J Med 353: 99-102
102. Maerevoet M, Martin C, Duck L (2005) Osteonecrosis of the jaw and bisphosphonates. N Engl J Med 353: 99-102
103. Mavrokokki T, Cheng A, Stein B, Goss A (2007) Nature and frequency of bisphosphonate-associated osteonecrosis of the jaws in Australia. J Oral Maxillofac Surg 65: 415-423
104. Brufsky AM, Bosserman LD, Caradonna RR, Haley BB, Jones CM, Moore HC, Jin L, Warsi GM, Ericson SG, Perez EA (2009) Zoledronic acid effectively prevents aromatase inhibitor-associated bone loss in postmenopausal women with early breast cancer receiving adjuvant letrozole: Z-FAST study 36-month follow-up results.Clin Breast Cancer 9: 77-85
105. Grbic JT, Landesberg R, Lin SO, Mesenbrink P, Teid IR, Leung PC, Casas N, Recknor CP, Hua Y, Delmas PD, Eriksen EF (2008) Incidence of osteonecrosis of the jaw in women with postmenopausal osteoporosis in the health outcomes and reduced incidence with zoledronic acid once yealy pivotal fracture trial. J Am Dent Assoc 139: 32-40
106. Felsenberg D, Hoffmeister B, Amling Mundlos, Seibel, Fratzl P (2006) Kiefernekrosen nach hoch dosierter bisphosphonattherapie. Disch Arzebl 103: 3078-3081
107. Sedghizadeh PP, Stanley K, Caligiuri M, Hofkes S, Lowry B, Shuler CF (2009) Oral bisphosphonate use and the prevalence of osteonecrosis of the jaw: an institutional inquiry. J Am Dent Assoc 140: 61-66
108. Edwards BJ, Hellstein JW, Jacobsen PL, Kaltman S, Mariotti A, Migliorati CA, American Dental Association Council on Scientific Affairs Expert Panel on Bisphosphonate-Associated Osteonecrosis of the Jaw (2008) Updated recommendations for managing the care of patients receiving oral bisphosphonate therapy: an advisory statement from the American Dental Association Council on Scientific Affairs. J Am Dent Assoc 139: 1674-1677
109. Marx RE (2006) Oral & Intravenous Bisphosphonate-Induced

Osteonecrosis of the Jaws: History, Etiology, Prevention, and Treatment. Quintessence Pub Co:

110. Phal PM, Myall RW, Assael LA, Weissman JL (2007) Imaging findings of bisphosphonate -associated osteonecrosis of the jaws. Am J Neuroradiol 28: 1139-1145

111. Chiandussi S, Biasotto M, Dore F, Cavalli F, Cova MA, Di Lenarda R (2006) Clinical and diagnostic imaging of bisphosphonate-associated osteonecrosis of the jaws. Dentomaxillofac Radiol 35: 236-243

112. Bianchi SD, Scoletta M, Cassione FB, Migliaretti G, Mozzati M (2007) Computerized tomographic findings in bisphosphonate-associated osteonecrosis of the jaw in patients with cancer. Oral Surg Oral Med Oral Pathol Oral Radiol Endod 104: 249-258,

113. Raje N, Woo SB, Hande K, Yap JT, Richardson PG, Vallet S, Treister N, Hideshima T, Sheehy N, Chhetri S, Connell B, Xie W, Tai YT, Szot-Barnes A, Tian M, Schlossman RL, Weller E, Munshi NC, Van Den Abbeele AD, Anderson KC (2008) Clinical, radiographic, and biochemical characterization of multiple myeloma patients with osteonecrosis of the jaw. Clin Cancer Res 14: 2387-2395

114. Treister N, Sheehy N, Bae EH, Friedland B, Lerman M, Woo S (2009) Dental panoramic radiographic evaluation in bisphosphonate-associated osteonecrosis of the jaws. Oral Dis 15: 88-92

115. Bedogni A, Blandamura S, Lokmic Z, Palumbo C, Ragazzo M, Ferrari F, Tregnaghi A, Pietrogrande F, Procopio O, Saia G, Ferretti M, Bedogni G, Chiarini L, Ferronato G, Ninfo V, Lo Russo L, Lo Muzio L, Nocini PF (2008) Bisphosphonate-associated jawbone osteonecrosis: a correlation between imaging techniques and histopathology. Oral Surg Oral Med Oral Pathol Oral Radiol Endod 105: 358-364

116. Khosla S, Burr D, Cauley J, Dempster DW, Ebeling PR, Felsenberg D, Gagel RF, Gilsanz V, Guise T, Koka S, McCauley LK, McGowan J, McKee MD, Mohla S, Pendrys DG, Raisz LG, Ruggiero SL, Shafer DM, Shum L, Silverman SL, Van Poznak CH, Watts N, Woo SB, Shane E (2007) Bisphosphonate-Associated Osteonecrosis of the Jaw: Report of a Task Force of the American Society for Bone and Mineral Research. J Bone Miner Res 22: 1479-1491

117. Bisdas S, Chambron Pinho N, Smolarz A, Sader R, Vogl TJ, Mack MG (2008) Biphosphonate-induced osteonecrosis of the jaws: CT

and MRI spectrum of findings in 32 patients. Clin Radiol 63: 71-77
118. Mawardi H, Treister N, Richardson P, Anderson K, Munshi N, Faiella RA, Woo SB (2009) Sinus tracts--an early sign of bisphosphonate-associated osteonecrosis of the jaws? J Oral Maxillofac Surg 67: 593-601
119. Garcia-Ferrer L, Bagin JV, Martinez-Sanjuan V, Hernandez-Bazan S, Garcia R, Jiminez-Soriano Y, Hervas V (2008) MRI of mandibular osteonecrosis secondary to bisphosphonates. AJR Am J Roentgenol 190: 949-955
120. Zanglis A, Andreopoulos D, Dima M, Baltas G, Baziotis N (2007) Jaw uptake of technetium-99 methylene diphosphonate in patients on biphosphonates: a word of caution. Hell J Nucl Med 10:177-180
121. O'Ryan FS, Khoury S, Liao W, Han MM, Hui RL, Baer D, Martin D, Liberty D, Lo JC (2009) Intravenous bisphosphonate-related osteonecrosis of the jaw: bone scintigraphy as an early indicator. J Oral Maxillofac Surg 67: 1363-1372
122. Ho L, Quan V, Henderson R (2008) Zoledronate-related osteonecrosis of the mandible. Clin Nucl Med 33: 68-70
123. Krishnan A, Arslanoglu A, Yildirm N, Silbergleit R, Aygun N (2009) Imaging findings of bisphosphonate-related osteonecrosis of the jaw with emphasis on early magnetic resonance imaging findings. J Comput Assist Tomogr 33: 298-304
124. Hansen T, Kunkel M, Weber A, James Kirkpatrick C (2006) Osteonecrosis of the jaws in patients treated with bisphosphonates -histomorphologic analysis in comparison with infected osteoradionecrosis. J Oral Pathol Med 35: 155-160
125. Dodson TB, Raje NS, Caruso PA, Rosenberg AE (2008) Case records of the Massachusetts General Hospital Case 9-2008. A 65-year-old woman with a nonhealing ulcer of the jaw. N Engl J Med 358: 1283-1291
126. Bertoldo F, Santini D, Lo Cascio V (2007) Bisphosphonates and osteomyelitis of the jaw a pathogenic puzzle. Nat Clin Pract Oncol 4: 711-721
127. Kim HK (2007) Introduction to osteonecrosis of the femoral head (OFH) and osteonecrosis of the jaw (ONJ). J Musculoskelet Neuronal Interact 7: 350-353
128. Hansen T, Kunkel M, Springer E, Walter C, Weber A, Siegel E,

Kirkpatrick CJ (2007) Actinomycosis of the jaws-histopathological study of 45 patients shows significant involvement in bisphosphonate-associated osteonecrosis and infected osteoradionecrosis. Virchows Arch 451: 1009-1017
129. Hansen T, Kirkpatrick CJ, Walter C, Kunkel M (2006) Increased numbers of osteoclasts expressing cysteine proteinase cathepsin K in patients with infected osteoradionecrosis and bisphosphonate-associated osteonecrosis-a paradoxical observation?Virchows Arch 449: 448-454
130. Weinstein RS, Roberson PK, Manolagas SC (2009) Giant osteoclast formation and long–term oral bisphosphonate therapy. N Engl J Med 360: 53-62
131. Favia G, Piilloli GP, Maiorano E (2009) Histologic and histomorphometric features of bisphosphonate-related osteonecrosis of the jaws: An analysis of 31 cased with confocal lasser scanning microscopy. Bone 45: 406-413
132. Fournier P, Boissier S, Filleur S, Guglielmi J, Cabon F, Colombel M, Clezardin P (2002) Bisphosphonates inhibit angiogenesis in vitro and testosterone-stimulated vascular regrowth in the ventral prostate in castrated rats. Cancer Res 6: 6538-6544
133. Santini D, Vincenzi B, Avvisati G, Dicuonzo G, Battistoni F, Gavasci M, Salerno A, Denaro V, Tonini G (2002) Pamidronate induces modifications of circulating angiogenetic factors in cancer patients. Clin Cancer Res 8: 1080-1084
134. Hoefert S, Schmitz I, Tannapfel A, Eufinger H (2010) Importance of microcracks in etiology of bisphosphonate-related osteonecrosis of the jaw: a possible pathogenetic model of symptomatic and non-symptomatic osteonecrosis of the jaw based on scanning electron microscopy findings. Clin Oral Investig (in press)
135. Hazenberg JG, Freeley M, Foran E, Lee TC, Taylor D (2006) Microdamage: a cell transducing mechanism based on ruptured osteocyte processes.J Biomech 39: 2096-2103
136. Baim S, Miller PD (2009) Assessing the clinical utility of serum CTX in postmenopausal osteoporosis and its use in predicting risk of osteonecrosis of the jaw. J Bone Miner Res 24: 561-574
137. Lehrer S, Montazem A, Ramanathan L, Pessin-Minsley M, Pfail J, Stock RG, Kogan R (2008) Normal serum bone markers in bisphos-

phonate-induced osteonecrosis of the jaws. Oral Surg Oral Med Oral Pathol Oral Radiol Endod 67: 159-161
138. Fantasia JE (2009) Bisphosphonates-what the dentist needs to know: practical considerations. J Oral Maxillofac Surg 67(5 Suppl): 53-60
139. Montazeri AH, Erskine JG, McQuaker IG (2007) Oral sodium clodronate induced osteonecrosis of the jaw in a patient with myeloma. Eur J Haematol 79: 69-71
140. Badros A, Weikel D, Salama A, Goloubeva O, Schneider A, Rapoport A, Fenton R, Gahres N, Sausville E, Ord R, Meiller T (2006) Osteonecrosis of the jaw in multiple myeloma patients. clinical features and risk factors. J ClinOncol 24: 945-952
141. Ruggiero SL, Mehrotra B, Rosenberg TJ, Engroff SL (2004) Osteonecrosis of the jaws associated with the use of bisphosphonates: a review of 63 cases. J Oral Maxillofac Surg 62: 527-534
142. Marx RE, Sawatari Y, Fortin M, Broumand V (2005) Bisphosphonate-induced exposed bone (osteonecrosis/osteopetrosis) of the jaws: risk factors, recognition, prevention, and treatment. J Oral Maxillofac Surg 63: 1567-1575
143. Jeffcoat MK (2006) Safety of oral bisphosphonates: controlled studies on alveolar bone. Int J Oral Maxillofac Implants 21: 349-353
144. Bell BM, Bell RE: Oral bisphosphonates and dental implants (2008) a retrospective study. J Oral Maxillofac Surg 66: 1022-1024
145. Grant BT, Amenedo C, Freeman K, Kraut RA (2008) Outcomes of placing dental implants in patients taking oral bisphosphonates: a review of 115 cases. J Oral Maxillofac Surg 66: 223-230
146. Madrid C, Sanz M (2009) What impact do systemically administrated bisphosphonates have on oral implant therapy? A systematic review. Clin Oral Implants Res 20 Suppl 4: 87-95
147. Khamaisi M, Regev E, Yarom N, Avni B, Leitersdorf E, Raz I, Elad S (2007) Possible association between diabetes and bisphosphonate-related jaw osteonecrosis. J Clin Endocrinol Metab 92: 1172-1175
148. Wessel JH, Dodson TB, Zavras AI (2008) Zoledronate, smoking, and obesity are strong risk factors for osteonecrosis of the jaw: a case-control study. J Oral Maxillofac Surg 66: 625-631
149. Lehrer S, Montazem A, Ramanathan L, Pessin-Minsley M, Pfail J, Stock RG, Kogan R (2009) Bisphosphonate-induced osteonecrosis of

the jaws, bone markers, and a hypothesized candidate gene. J Oral Maxillofac Surg 67: 159-161
150. Sarasquete ME, García-Sanz R, Marín L, Alcoceba M, Chillón MC, Balanzategui A, Santamaria C, Rosiñol L, de la Rubia J, Hernandez MT, Garcia-Navarro I, Lahuerta JJ, González M, San Miguel JF (2008) Bisphosphonate-related osteonecrosis of the jaw is associated with polymorphisms of the cytochrome P450 CYP2C8 in multiple myeloma: a genome-wide single nucleotide polymorphism analysis. Blood 112: 2709-2712
151. Ficarra G, Beninati F, Rubino I, Vannucchi A, Longo G, Tonelli P, Pini Prato G (2005) Osteonecrosis of the jaw in periodontal patients with a history of bisphosphonates treatment. J Clin Periodontol 32: 1123-1128
152. Sarathy AP, Bourgeois SL Jr, Goodell GG (2005) Bisphosphonate-associated osteonecrosis of the jaws and endodontic treatment: Two case reports. J Endodon 31: 759-763
153. Migliorati CA, Siegel MA, Elting LS (2006) Bisphosphonate-associated osteonecrosis: a long-term complication of bisphosphonate treatment. Lancet Oncol 7: 508-514
154. Palomo L, Bissada N, Liu J (2006) Bisphosphonate therapy for bone loss in patients with osteoporosis and periodontal disease: Clinical perspectives and review of the literature. Quintessence Int 37: 103-107
155. Dodson TB (2009) Intravenous bisphosphonate therapy and bisphosphonate-related osteonecrosis of the jaws. J Oral Maxillofac Surg 67(5 Suppl): 44-52
156. Soileau KM (2006) Oral post-surgical complications following the administration of bisphosphonates given for osteopenia related to malignancy. J Periodontol 77: 738-743
157. Khan AA, Sandor GK, Dore E, Morrison AD, Alsahli M, Amin F, Peters E, Hanley DA, Chaudry SR, Dempster DW, Glorieux FH, Neville AJ, Talwar RM, Clokie CM, Al Mardini M, Paul T, Khosla S, Josse RG, Sutherland S, Lam DK, Carmichael RP, Blanas N, Kendler D, Petak S, St-Marie LG, Brown J, Evans AW, Rios L, Compston JE (2008) Canadian concensus practice guidelines for bisphosphonate associated osteonecrosis of the jaw. J Rheumatol 35: 1391-1397
158. Dannemann C, Grtz KW, Riener MO, Zwahlen RA (2007) Jaw

osteonecrosis related to bisphosphonate therapy: A severe secondary disorder. Bone 40: 828-834
159. Rizzoli R, Burlet N, Cahall D, Delmas PD, Eriksen EF, Felsenberg D, Grbic J, Jontell M, Landesberg R, Laslop A, Wollenhaupt M, Papapoulos S, Sezer O, Sprafka M, Reginster JY (2008) Osteonecrosis of the jaw and bisphosphonate treatment for osteoporosis. Bone 42: 841-847
160. Allen MR, Burr DB (2009) The pathogenesis of bisphosphonate-related osteonecrosis of the jaw: so many hypotheses, so few data. J Oral Maxillofac Surg 67(5 Suppl): 61-70
161. Bauss F, Pfister T, Papapoulos S (2008) Ibandronate uptake in the jaw is similar to long bones and vertebrae in the rat. J Bone Miner Metab 26: 406-408
162. Sedghizadeh PP, Kumar SK, Gorur A, Schaudinn C, Shuler CF, Costerton JW (2008) Identification of microbial biofilms in osteonecrosis of the jaws secondary to bisphosphonate therapy. J Oral Maxillofac Surg 66: 767-775
163. Kobayashi Y, Hiraga T, Ueda A, Wang L, Matsumoto-Nakano M, Hata K, Yatani H, Yoneda T (2010) Zoledronic acid delays wound healing of the tooth extraction socket, inhibits oral epithelial cell migration and promotes proliferation and adhesion to hydroxyapatite of oral bacteria, with causing no osteonecrosis of the jaw in mice J Bone Miner Metab 28: 165-175
164. Montefusco V, Gay F, Spina F, Miceli R, Maniezzo M, Teresa Ambrosini M, Farina L, Piva S, Palumbo A, Boccadoro M, Corradini P (2008) Antibiotic prophylaxis before dental procedures may reduce the incidence of osteonecrosis of the jaw in patients with multiple myeloma treated with bisphosphonates. Leuk Lymphoma 49: 2156-2162
165. Dimopoulos MA, Kastritis E, Bamia C, Melakopoulos I, Gika D, Roussou M, Migkou M, Eleftherakis-Papaiakovou E, Christoulas D, Terpos E, Bamias A (2009) Reduction of osteonecrosis of the jaw (ONJ) after implementation of preventive measures in patients with multiple myeloma treated with zoledronic acid. Ann Oncol 20: 117-120
166. Ripamonti CI, Maniezzo M, Campa T, Fagnoni E, Brunelli C, Saibene G, Bareggi C, Ascani L, Cislaghi E (2009) Decreased occurrence of osteonecrosis of the jaw after implementation of dental preventive

measures in solid tumour patients with bone metastases treated with bisphosphonates. The experience of the National Cancer Institute of Milan. Ann Oncol 20: 137-145
167. Wood J, Bonjean K, Ruetz S, Bellahcène A, Devy L, Foidart JM, Castronovo V, Green JR (2002) Novel antiangiogenic effects of the bisphosphonate compound zoledronic acid. J Pharmacol Exp Ther 302: 1055-1061
168. Estilo CL, Fornier M, Farooki A, Carlson D, Bohle G 3rd, Huryn JM (2008) Osteonecrosis of the jaw related to bevacizumab. J Clin Oncol 26: 4037-4038
169. Reid IR (2009) Osteonecrosis of the jaw: who gets it, and why? Bone 44: 4-10
170. Otto S, Hafner S, Mast G, Tischer T, Volkmer E, Schieker M, Stürzenbaum SR, von Tresckow E, Kolk A, Ehrenfeld M, Pautke C (2010) Bisphosphonate-Related Osteonecrosis of the Jaw: Is pH the Missing Part in the Pathogenesis Puzzle? J Oral Maxillofac Surg (in press)
171. Allen MR, Burr DB (2008) Mandible matrix necrosis in beagle dogs after 3 years of daily oral bisphosphonate treatment. J Oral Maxillofac Surg 66: 987-994
172. Senel FC, Duman MK, Muci E, Cankaya M, Pampu AA, Ersoz S, Gunhan O (2010) Jaw bone changes in rats after treatment with zoledronate and pamidronate. Oral Surg Oral Med Oral Pathol Oral Radiol Endod 109: 385-391
173. Sonis ST, Watkins BA, Lyng GD, Lerman MA, Anderson KC (2009) Bony changes in the jaws of rats treated with zoledronic acid and dexamethasone before dental extractions mimic bisphosphonate-related osteonecrosis in cancer patients. Oral Oncol 45: 164-172
174. Hokugo A, Christensen R, Chung EM, Sung EC, Felsenfeld AL, Sayre JW, Garrett N, Adams JS, Nishimura I (2010) Increased prevalence of bisphosphonate-related osteonecrosis of the jaw with vitamin D deficiency in rats. J Bone Miner Res 25: 1337-1349
175. Ambrosini T (2007) Antibiotic prophylaxis before dental procedures can reduce ONJ incidence. Annual Meeting of the American Society of Hematology, Abst. #3613
176. Terpos E, Sezer O, Croucher PI, Garci a-Sanz R, Boccadoro M, San Miguel J, Ashcroft J, Bladé J, Cavo M, Delforge M, Dimopoulos

MA, Facon T, Macro M, Waage A, Sonneveld P (2009) The use of bisphosphonates in multiple myeloma: recommendations of an expert panel on behalf of the European Myeloma Network. Ann Oncol 20: 1303–1317

177. Rauch F, Glorieux FH (2004) Osteogenesis imperfect. Lancet 363: 1377–1385

178. Malmgren B, Astrom E, Soderhall S (2008) No osteonecrosis in jaws of young patients with osteogenesis imperfecta treated with bisphosphonates. J Oral Pathol Med 37: 196–200

179. Brown JJ, Ramalingam L, Zacharin MR (2008) Bisphosphonate-associated osteonecrosis of the jaw. does it occur in children. Clin Endocrinol (Oxf) 68: 863–867

180. Chahine C, Cheung MS, Head TW, Schwartz S, Glorieux FH, Rauch F (2008) Tooth extraction socket healing in pediatric patients treated with intravenous pamidronate. J Pediatr 153: 719–720

181. Williamson RA (2010) Surgical management of bisphosphonate induced osteonecrosis of the jaws. Int J Oral Maxillofac Surg 39: 251–255

182. Carlson ER, Basile JD (2009) The role of surgical resection in the management of bisphosphonate-related osteonecrosis of the jaws. J Oral Maxillofac Surg 67 (5 Suppl): 85–95

183. Marx RE (2009) Reconstruction of defects caused by bisphosphonate-induced osteonecrosis of the jaws. J Oral Maxillofac Surg 67(5 Suppl): 107–119

184. Freiberger JJ (2009) Utility of hyperbaric oxygen in treatment of bisphosphonate-related osteonecrosis of the jaws. J Oral Maxillofac Surg 67 (5 Suppl): 96–106

185. Harper RP, Fung E (2007) Resolution of bisphosphonate-associated osteonecrosis of the mandible: possible application for intermittent low-dose parathyroid hormone [rhPTH(1-34)]. J Oral Maxillofac Surg 65: 573–580

186. Timurağaoğlu A, Ozkaynak C, Tuzuner S, Bostan F, Undar L (2007) Improvement of zoledronic-acid-induced jaw osteonecrosis with bortezomib. Acta Haematol 118: 203–204

187. Van den Wyngaert T, Claeys T, Huizing MT, Vermorken JB, Fossion E (2009) Initial experience with conservative treatment in cancer patients with osteonecrosis of the jaw (ONJ) and predictors

of outcome. Ann Oncol 20: 331-336
188. Taylor KH, Middlefell LS, Mizen KD (2010) Osteonecrosis of the jaws induced by anti-RANK ligand therapy. Br J Oral Maxillofac Surg 48: 221-223
189. Wimalawansa SJ (2008) Bisphosphonate-associated osteomyelitis of the jaw: guidelines for practicing clinicians. Endocr Pract 14: 1150-1168

ビスフォスフォネートの有用性と顎骨壊死

発行日	2010年9月30日 初版第1刷
	2010年11月15日 初版第2刷
編　集	ビスフォスフォネート関連顎骨壊死検討委員会
発行所	大阪大学出版会
	代表者　鷲田清一
	〒565-0871
	吹田市山田丘2-7　大阪大学ウエストフロント
	電話　06-6877-1614(直通)
	FAX　06-6877-1617
	URL　http://www.osaka-up.or.jp
印刷・製本	㈱遊文舎

©The Japanese Society for Bone and Mineral Research
　and Japan Osteoporosis Society　2010　　　　　　Printed in Japan
ISBN 978-4-87259-372-3 C3047

本書を無断で複写複製（コピー）することは、著作権法上の例外を除き、禁じられています。
本書をコピーされる場合は、事前に日本骨代謝学会（JSBMR）の許諾を受けてください。